"肺心脑中西医协同"
数字化转型科普丛书

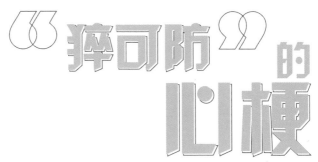

"猝可防"的心梗

徐亚伟 范理宏 主编

U0250652

同济大学出版社·上海

内容提要

本书作为"肺心脑中西医协同"数字化转型科普丛书之一，主要围绕"急性心肌梗死"疾病开展了一站式全生命周期的医学科普。主要内容包括心肌梗死的急救、心肌梗死的预警、心肌梗死的心脏康复、心肌梗死的护理小妙招和健康生活方式预防心肌梗死。本书以生动的漫画形式，配以简洁的表述让复杂的医学知识变得简单易懂，使读者迅速了解心肌梗死的关键知识。本书适合大众及医护人员阅读。

图书在版编目（CIP）数据

"猝可防"的心梗 / 徐亚伟，范理宏主编. -- 上海：
同济大学出版社，2022.7
（"肺心脑中西医协同"数字化转型科普丛书 / 范
理宏主编）
ISBN 978-7-5765-0298-5

Ⅰ.①猝… Ⅱ.①徐… ②范… Ⅲ.①心肌梗塞－防
治－普及读物 Ⅳ.① R542.2-49

中国版本图书馆 CIP 数据核字 (2022) 第 128754 号

"猝可防"的心梗

徐亚伟 范理宏 主编

责任编辑	罗　琳	
助理编辑	朱涧超	
责任校对	徐逢乔	
装帧排版	唐思雯	

出版发行　同济大学出版社　www.tongjipress.com.cn
（地址：上海市四平路 1239 号　邮编：200092　电话：021-65985622)

经　　销	全国各地新华书店
印　　刷	常熟市华顺印刷有限公司
开　　本	889mm×1194mm 1/32
印　　张	3.375
字　　数	91 000
版　　次	2022 年 7 月 第 1 版
印　　次	2022 年 7 月 第 1 次印刷
书　　号	ISBN 978-7-5765-0298-5
定　　价	28.00 元

本书编委会

主　编

徐亚伟　范理宏

副主编

刘伟静　沈建颖　张恒彬　陈英群

编　委

姚建华　孙逸凡　孙雨静　洪丽琼　江　溶
李　双　徐辕虹　朱逸东　何　笠　臧赢君
孙　晓

绘　画

戴华诚

　　心脑血管疾病和呼吸道疾病极大地威胁着人类的健康。我国每年心脑血管疾病死亡人数已占总死亡人数的 41%，而呼吸道疾病的防控在目前抗疫的形势下显得尤为重要。心脑血管疾病 60% 的病因来自人们的生活方式，需通过医学科普提高公众的健康意识和健康素养。"肺心脑中西医协同"数字化转型科普丛书涵盖了"预警—急救—康复—护理—预防"的中西医健康知识理念，融"科学性、实用性、通俗性、可读性"于一体，由《"猝可防"的心梗》《不烦"脑"的中风》《"可防治"的肺栓塞》《"了不起"的呼吸》四个分册组成。本丛书积极响应《健康中国行动（2019—2030 年）》，帮助广大群众转变就医观念，从"治已病"到"防未病"，同时帮助读者掌握基本的急救知识和技能。

　　本丛书在内容上，第一，围绕威胁人们生命安全的三大猝死场景介绍自救及他救的急救方法，讲述如何在黄金急救时间内及时有效地挽救生命，做好院前急救的医学科普。第二，大力宣传疾病防治与康复的新理念与新方法，让广大群众掌握科学的养生保健知识和必备的护理康复技能。医学知识科普可以推动健康行为的建立，提升人们的健康意识，推动就医理念的进步，将治疗转变为预防。第三，告知疾病症状及预警，让广大群众认识疾病先兆，了解医院救治通道和最佳救治时机，推动被动医疗转为主动医疗。第四，在现代技术不断发展的当下，医院治疗设备拓展至穿戴式康复设备，为此本丛书对康复的重要性与最佳时机进行了说明，做好院后康复的科普。总的来说，本丛书涉及心梗急救、脑血管意外急救、肺栓塞急救、窒息急救、疾病康复、健康生活方式及重大疾病预防等知识，通过大众喜闻乐见的方式，使老年、中年、青年等不同群体对心、脑、肺等疾病的一般知识能"一看就懂，一学就会，一用就灵"。本丛书可有效提升群众对健康危险因素干预的认知以及应对突发事件的急救能力，助力被动医疗向主动医疗、治疗向预防的转变，最终形成"预警—急救—康复—护理—预防"的全生命周期中西医健康管理体系。

最可贵的是，本丛书积极联动线上线下，构造线下科普书与线上互联网医院相衔接的数字化科普社区。本丛书在每一章中都附有二维码，读者通过扫码可直达同济大学附属上海市第十人民医院（简称"十院"）互联网医院的医护团队，进一步了解有关疾病的预警、康复和护理知识，并与专业团队互动。本丛书运用数字化形式，将书中的疾病场景与专业团队链接，使患者、读者得到及时帮助，使科普书不再只是提供有限知识的载体，而延伸为密切联系患者与医院团队的工具。

为进一步扩大医学科普的辐射面和社会影响力，十院专业团队将以本丛书的出版为契机，深入社区、学校、地铁、机场等人流密集区，打造"基地—社区—家庭"联动的数字化科普传播链条，有效建立中西医协同数字化科普、公益活动与民众素质教育相结合的长效机制。本丛书及相关科普活动致力于满足老年、中年、青年等各类不同读者需求，为广大社会群众普及精准、实用、专业的医学科普知识和全民健康新概念，用实际行动让大众受益，真正发挥"知、信、行"的健康科普效能。

范理宏

2021 年 8 月

心脏是人体最重要的器官之一，它像一台不知疲倦的发动机，每天跳动10万次左右，把足够的血液持续不断地泵到全身，以满足人体日常活动的需求。有人将心脏比作一辆小汽车，除了车门、车窗这些结构不能出现问题之外，心脏的电路（心电传导系统）和油路（冠脉循环系统）也不能出现任何问题。如果心脏的"油路"发生了严重的问题（如急性心肌梗死），心脏就有可能"罢工"。一旦心脏停止跳动，只要4~6分钟，就可能引起脑干等重要生命中枢的供血中断，从而发生心源性猝死。

近年来，随着中国国民生活水平的提高，高血压、高血糖、高血脂、肥胖和缺乏运动等问题越来越严重，心血管疾病也成为中国国民的"第一死因"。而急性心肌梗死是心血管疾病中最为危急的疾病，是引起心源性猝死的主要原因，中国每年约有54.4万人发生心源性猝死。

考虑到心肌梗死（以下简称"心梗"）发病的急

重性，我们希望能以本书向广大读者普及一些心梗防治方面的相关知识。为此，编者组织邀请上海市第十人民医院胸痛中心长期在临床一线工作的骨干医生，结合多年临床防治经验，分别从心梗的急救、心梗的识别与自救、心梗的居家康复和心梗的预防四大版块，深入浅出地介绍心肌梗死的有关知识。除此之外，本书还充分考虑到心脏与肺脏、大脑两个重要器官的相互作用，从肺、心、脑协同防治的角度综合地为读者普及相关的医学知识，并从中西医结合的角度为读者提供全面的医疗建议。

　　编者真诚地希望通过本书一站式全生命周期的科普解读，帮助读者了解到急性心肌梗死"急救－预警－治疗－康复－预防"的相关知识。读者通过扫描书中的二维码，不仅可获取相关音频，还可链接上海市第十人民医院互联网医院进行在线咨询，让患者的生命得到有力的保障。

徐亚伟　范理宏

2021 年 1 月

目录
CONTENTS

第一章

心肌梗死急救知多少

01

心肌梗死是一种严重危及生命的急性心脏病，通常发病急，可以没有任何先兆，有的人因心肌梗死错过救治机会导致"猝死"。本章内容将给大家讲解如何识别急性心肌梗死及急性心肌梗死的救治。

1 胸闷、胸痛？要警惕心肌梗死

心肌梗死（简称"心梗"）发作时多数表现为剧烈的胸痛，疼痛时间较长，疼痛程度较重，持续不能缓解，或者疼痛反复发作，有时伴有窒息感或压迫感。疼痛部位因人而异，也可以是下颌痛、牙痛、左肩痛、手指痛及胃痛等（图 1.1）。

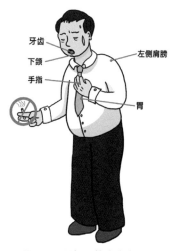

图 1.1 心肌梗死的疼痛表现

❷ 突发胸痛怎么办

如果突发胸痛，应立即就地休息。有条件者立即含服麝香保心丸或速效救心丸，服用后仍不能缓解的，有可能是心肌梗死，需要立即就诊；如果服药后胸痛很快缓解，也需要择期到医院进行详细检查，以评估是否患有冠心病（图 1.2）。

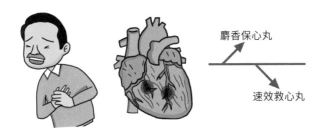

图 1.2 突发胸痛的急救药物

❸ 心肌梗死（胸痛）如何就医

胸痛（心肌梗死）第一步：有胸痛，就打 120，或到医院"胸痛中心"就诊（图 1.3）。医院"胸痛中心"会优先接待胸痛急诊的患者，并在短时间内行心电图检查，排查心肌梗死（图 1.4）。

胸痛（心肌梗死）第二步：保持镇定，在诊室或救护站内原地休息，减少活动，听从医嘱进行检查。

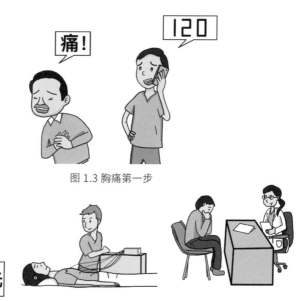

图 1.3 胸痛第一步

图 1.4 胸痛优先

胸痛（心肌梗死）第三步：经初步判断后如确诊心肌梗死，应在医生指导下尽快服用心梗急救"一包药"[1]，采用心脏介入手术开通血管是急性心梗最有效的治疗措施（图 1.5）。发病120 分钟内是"救命"的黄金时间，因此尽量不要因为犹豫不决而拖延时间。

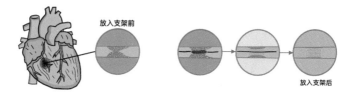

图 1.5 心脏介入手术开通血管

---

1. 一包药：为使初步确诊心肌梗死的患者在最短时间内得到及时、有效治疗，而提前备好的药物，一般为两种抗血小板药物（阿司匹林和氯吡格雷／阿司匹林和替格瑞洛），有时也含有他汀类药物，也可降低后续介入手术中支架内血栓形成的概率。

4 心肌梗死出现猝死如何急救

心肌梗死最大的风险就是可能会表现为猝死。一旦出现心脏骤停，立即实施心肺复苏或可挽救生命（图1.6）。

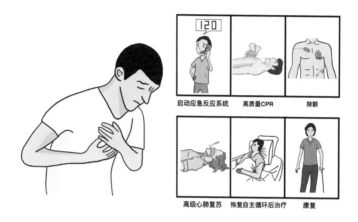

启动应急反应系统 　高质量CPR 　除颤

高级心肺复苏 　恢复自主循环后治疗 　康复

图1.6 启动心肺复苏流程，挽救您身边人的生命

5 心肺复苏步骤

（1）心肺复苏第一步：遇到患者突然倒地，施救者应立即大声呼救（图1.7），并拨打120。

（2）心肺复苏第二步：判断意识，轻拍重喊（图1.8）。

（3）心肺复苏第三步：摆放体位。将患者置于仰卧位；翻身时整体转动，保护颈部；摆放于地面或硬板床；救护人跪于患者右侧，与患者肩部平行（图1.9）。

（4）心肺复苏第四步：触摸颈动脉搏动。用中、食指横放于颈部中央旁开2指处，即胸锁乳突肌前缘凹陷处，时间<10秒（图1.10）。

（5）心肺复苏第五步：胸外按压。定位：乳头连线中央或剑突上 2.5～5 厘米，按压频率 100～120 次 / 分钟，按压深度 5～6 厘米，每次按压后使胸廓回弹恢复原状，保证松开与压下的时间基本相等。按压手法：一手掌根部放于按压部位，另一手平行重叠于此手背上，手指交叉并拢，双肘关节伸直，利用上身重量垂直下压（图 1.11）。

（6）心肺复苏第六步：开放气道。去除气道内异物，仰头抬颌法（图 1.12）。

（7）心肺复苏第七步：人工呼吸。通气时间每次大于 1 秒；潮气量 400～600 毫升（看到胸部起伏表示潮气量足够）（图 1.13）。

施救者按 30∶2 的按压 / 通气比进行心肺复苏，即每按压 30 次做 2 次人工呼吸，此为 1 个循环。操作 5 个循环后评估颈动脉搏动和呼吸，如未恢复，再次操作 5 个循环后评估，直至患者醒来或急救人员到来。

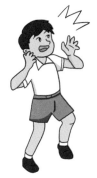

图 1.7 心肺复苏第一步

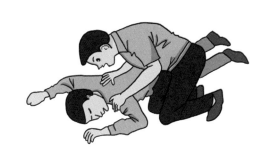

图 1.8 心肺复苏第二步

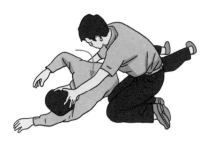

图 1.9 心肺复苏第三步

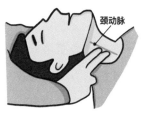

颈动脉

图 1.10 心肺复苏第四步

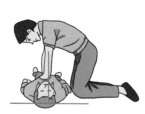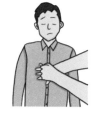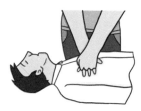

图 1.11 心肺复苏第五步

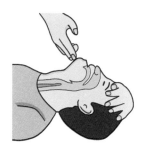

图 1.12 心肺复苏第六步

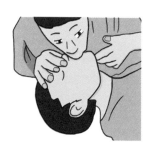

图 1.13 心肺复苏第七步

胸痛中心互联网就诊二维码
——胸痛中心李伟明教授团队

第一节 "中西医"观说心肌梗死

1. 你知道心脏是如何工作的吗？

人体各个组织器官要维持正常的生命活动，需要心脏不停地搏动以保证血液运输。心脏就是人体内一个重要的"泵"，每时每刻都在兢兢业业地工作。它把全身组织利用过的静脉血"抽吸"回心腔，再把这些静脉血泵入肺循环，通过肺循环，这些含氧量低的静脉血就变成了鲜红的含氧量高的动脉血，然后心脏又会用力把这些动脉血泵到全身，全身器官就又"满血复活"了（图 1.14）。

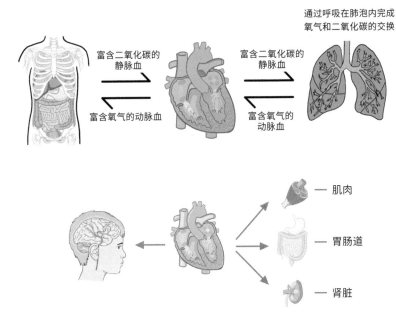

图 1.14 身体血液循环示意图

2. 什么是"心肌梗死"？

心脏这么辛苦地工作，它自身当然也需要足够的营养和能量。给心脏供能供氧的血管就是冠状动脉（简称"冠脉"）（图1.15），冠脉血管供应心脏的营养，使心脏不停地工作。心脏的血管像大树一样，有大树干，也有小树枝，并供应茂密的叶子（心肌细胞）。其中，供给心脏营养的冠状动脉从主动脉根部的主动脉窦内发出，分为左右两支，走行于心脏表面。万一某个冠状动脉分支的血流突然中断，心脏的心肌细胞就会像缺水的麦子一样枯萎坏死，这就是令人胆战心惊的急性心肌梗死（图1.16）。急性心肌梗死指的就是冠状动脉急性闭塞所造成的心肌细胞坏死，即冠状动脉血管的任何一个分支由于某种原因（可能是血管内斑块的逐渐堆积、破裂，或是血管内皮的急性损伤）发生急性闭塞（完全堵塞），造成血流中断，引起其支配区域的心肌细胞坏死。

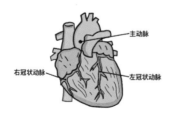

图 1.15 冠脉循环

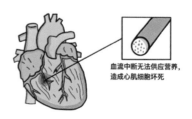

图 1.16 急性心肌梗死

3. 心肌梗死这么可怕，那它有什么表现呢？

在心梗事件发生前的数天或数周，大部分患者会出现心绞痛、活动时气促乏力、胃口差、下肢水肿等表现，可惜的是，很多患者会忽视这些症状。心梗发作首先表现为剧烈的胸痛，伴有窒息感或压迫感，可向背部、下颌、左臂、右臂、双肩放射。但有的患者并非"胸痛"，而是表现为"胃痛""牙痛"，疼痛同时伴有窒息或者压迫感。而且"胃痛"和"牙痛"的位置说不清楚，不像平时的胃痛或者牙痛有个固定的部位。并且疼痛的持续时间很长，常伴有呼吸困难、浑身出汗、恶心和呕吐，就算是休息或舌下含服硝酸甘油急救也几乎不能或仅能暂时缓解。这个时候，就算是平时嫌看病太麻烦的患者，往往也会觉得自己快"不行"了，忍不住了，必须得去医院。

少数人的症状也有可能很轻微，约 20% 的急性心梗因为无症状或症状不典型而被患者忽视，尤其是合并糖尿病的患者，可能常常感到胃口不好、腹胀或者走路时呼吸困难，但是并没有胸痛的表现。

还有一些患者的症状比胸痛严重，以晕厥为首发表现，比如有的患者可能在马路上就突然倒地了。

女性患者更容易表现为不典型胸痛。老年患者第一感觉常常是呼吸困难。严重缺血反复发作的患者常因严重疼痛表现出焦躁和忧虑。也有的患者主要表现为胃痛伴恶心和呕吐。因此，主诉不是心脏不适的患者，急诊科医生也会考虑给患者进行心电图检查。这个时候一定要信任医生，遵从医嘱，千万不要以为就是胃肠炎而拒绝查心电图，耽误病情。

下面给大家看一些来自全国各地的医生碰到的奇奇怪怪的"心绞痛"。

"前几年，门诊上遇到一个诉肘窝处疼痛的患者，奇怪的是和活动有关，走路后肘窝处疼痛加重，无明显胸闷胸痛。我多了个心眼，查了心电图和心肌三项，果然是心梗。"

"我是精神科医生，以前碰到一个患者主诉把大排骨的骨头卡在喉咙里了，我们追问了好几天的饮食安排里都没有大排骨，小心为妙，为了排除心脏问题，查了个心电图，结果是心梗。"

"去年值班见到一例糖尿病患者，突发心梗，但是病程隐匿，患者一直说眼角有切洋葱的辣感（持续三天），辅助检查心肌酶谱升高不显著，后来在上级医院查冠脉造影确诊的。"

"之前有个患者咽痛一晚上，一大早过来说感冒了要输液，很是痛苦。查体确实是咽部充血，然后叫他查血常规，他说走不动路。怎么咽痛这么厉害？做心电图！ST段抬高。跟家属交代，到上级医院心血管专科就诊后证实是心梗。"

夸张点说，上至牙痛，下至脐以上腹痛，都要考虑心梗的可能。而在这些非典型心梗表现中，腹痛较为常见，且迷惑性强。但是，大家也不用天天疑神疑鬼的，以为自己这边痛那边痛就一定是心脏病了，但是又不敢到医院，自己到处和邻居朋友打听。专业的事情要交给专业的人来做，如果有不舒服的症状要及早就医，让医生给出专业的建议才是最合适的。

4. 大家知道古人也得"心梗"吗？

心肌梗死是一个西医病名，但是这个病的记载在中医里很

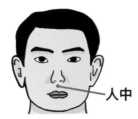

人中穴：鼻唇沟中点，上嘴唇沟的上三分之一与下三分之二交界处

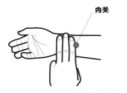

内关穴：正坐仰掌，离手腕第一横纹上 2 寸的两条筋之间的凹陷处

图 1.17 人中穴与内关穴

早就出现了。"医圣"张仲景是东汉末年"建安三神医"之一，所写的《伤寒杂病论》包括了《伤寒论》和《金匮要略》两部分。在《金匮要略》中专门有一篇讲的就是胸痹心痛，书中非常形象地谈到其症状为"心痛彻背、背痛彻心""手足青至节"，描述了急性心梗导致的严重胸痛甚至休克的状态。

再往前追溯，其实在《黄帝内经》中就有关于心痛分真心痛、脾心痛等五种的说法。目前中医界用"真心痛"这个名词来指代急性心肌梗死。中医认为真心痛主要是由于痰浊、瘀血阻塞心脉，使得血管闭塞不通，气血无法通畅地流动，以致心脏失去气血的滋养，故而发病，就像水泵管道因长期生锈而堵塞，导致水泵突然不能运转一样。

5. 突发胸痛怎么办？

如果突发胸痛，立即拨打 120 呼叫救护车，在 120 分钟以内送到胸痛急救中心，这两个"120"务必冷静果断掌握好。在还没有到达医院的胸痛中心前，听从 120 接线人员指示，家里如果有麝香保心丸、复方丹参滴丸及速效救心丸等心脏救急中成药，家属一定要快速遵照说明书用量让患者舌下含服（注意是舌下含服，不是口服）；如果有人懂针灸或穴位按摩，可以帮助患者掐人中、内关等穴位（图 1.17），为快速扩张冠状动脉、保护心肌争取时间。

第二节　心肌梗死不可怕，胸痛中心来救驾

如果发现身边有人出现急性心梗的迹象或症状，不到万不得已，不要自己开车送其去医院，一定要赶紧拨打 120 急救电话，并清楚地讲明"胸痛、出冷汗、呼吸困难"这些重要的症状，120 急救中心会尽快安排施救措施（图 1.18）。

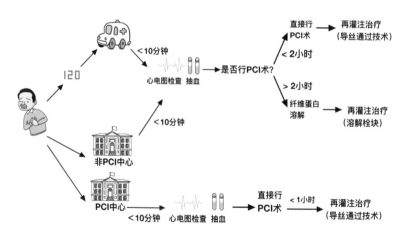

图 1.18 心肌梗死急救流程
注：PCI 为经皮冠状动脉介入治疗，关于它的介绍见本章第三节

也有些患者以为节假日门诊不上班，等到工作日在门诊排队就诊，或者因为发病时没带"医保卡"而回家拿医保卡。切记！急性心梗是急性的危重症，现在中国几乎每个地区都有医院开设"胸痛中心"（专门看胸痛的急诊，明确心梗的患者都会走绿色通道紧急入院），如有条件请就近到有胸痛中心的医院就诊，会得到更加专业、优化、便捷的医疗救助。

一旦到了胸痛中心，值班医生会立刻安排心电图检查和抽血，做心电图是为了检查有没有典型的心肌梗死表现，而抽血是为了查心肌标志物。心肌细胞里面有各种蛋白质，其中的肌钙蛋白I、肌钙蛋白T、肌红蛋白在心肌细胞坏死后会释放进入血流，心肌标志物在心肌损伤后不同时间出现，如果在时间窗内，通过抽血就可知道有没有心肌损伤。但是，心电图和心肌标志物都是有时效性的，如果从发病到就诊的时间间隔特别短（发病半小时内），可能做检查的时候心电图和心肌标志物还不典型，如果恰巧症状也不典型，医生会根据病情间隔一段时间复查心电图和心肌标志物。这个时候请待在医生的视线范围内，按照时间节点复查。

一旦胸痛中心的医生明确急性心肌梗死的诊断，就会启动绿色通道，紧急入院进一步诊治。

第三节　什么是冠脉造影，如何开通血管

经皮冠状动脉介入治疗（PCI）自1977年问世以来，历经

四十多年的迅猛发展，已经成为治疗冠心病最常用、最成熟和最有前途的技术之一，它是在血管造影仪的引导下，通过特制的导管、导丝、球囊及支架等，对狭窄或阻塞的冠状动脉进行疏通的治疗方法。操作器械的改进，尤其是药物支架的出现，大大改善了患者的预后和生活质量。PCI 的主要手术步骤如下。

1. 穿刺

在局部皮肤麻醉后行动脉穿刺。既往比较常见的是经股动脉穿刺，随着技术水平的提高和器械的发展，目前普遍选择经桡动脉穿刺，经桡动脉穿刺对患者造成的损伤及不便也更少（图1.19）。

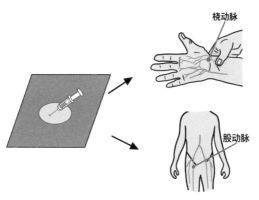

图 1.19 穿刺

2. 置入导丝和导管

穿刺动脉成功后，会在穿刺点放置动脉鞘管，以方便导丝、造影导管通过。手术医生将导丝和造影导管顺着桡动脉或者股动脉向前推送，一直到达主动脉根部，也就是冠状动脉发出的部位（图1.20），造影导管置入冠状动脉开口后撤出导丝。

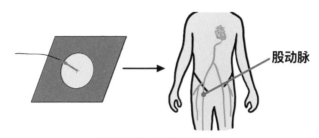

图 1.20 置入导丝和导管

3. 冠脉造影

从造影导管体外端注入造影剂，造影剂即顺着导管进入冠状动脉（图 1.21）。同时在 X 射线的透视下可以显示造影剂，即可看到冠状动脉是否有狭窄或闭塞、狭窄或闭塞的位置及程度如何等。通过造影结果可以判断大部分冠状动脉血管是否需要置入支架，如左主干狭窄程度超过 50%，或三支主要血管狭窄程度超过 70%，则需要置入支架。对于临界病变，需要进一步行血管内超声 / 冠状动脉流量储备分数 / 光学相干断层扫描（OCT）等检查帮助判断。

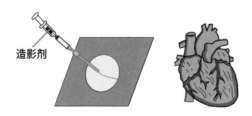

图 1.21 注射造影剂

4. 置入支架

对于需要置入支架的患者，手术医生会将支架顺着导引导管送入病变位置，利用充气球囊将支架撑开，撑开的球囊及支架可将狭窄部位疏通，使血流恢复通畅，从而改善心肌缺血（图 1.22）。

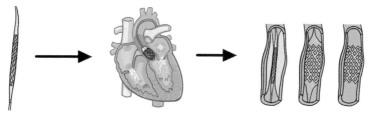

图 1.22 置入支架

5. 退出导管、包扎

支架置入后，相继撤出导丝、导管、鞘管，对桡动脉或股动脉的针孔进行加压包扎（图 1.23）。

6. 术后注意事项

桡动脉的包扎一般使用桡动脉压迫器（图 1.24）。术后需保持穿刺手臂抬高；压迫器每 2 小时减压 1 次，8 小时后拆除；术后 1 周内手部不能用力，防止伤口崩开。股动脉的压迫使用绷带"8 字包扎"，术后需要平卧制动 16 ～ 24 小时。

术后需多饮水，6 ～ 8 小时内饮水 1000 ～ 2000 毫升，以加快造影剂的排泄，减少对肾脏的损伤。术后当天宜进清淡易消化饮食。

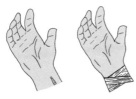

图 1.23 退出导管、包扎

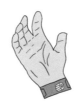

图 1.24 术后压迫器的使用

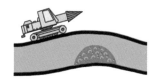

图 1.25 激光销蚀术

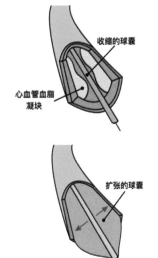

图 1.26 药物球囊

第四节 开通血管，了解介入治疗新武器

近年来，科技的进步带动了医学和相关学科飞速发展，促进了心血管疾病介入治疗技术的迅速发展，新的治疗技术为更多的心血管疾病患者带来了希望。

1. 激光销蚀术

准分子激光冠状动脉内消蚀术 (ELCA) 是一种新兴技术，其释放的热量少，对血管内皮等正常组织损伤小，安全性更高（图 1.25）。准分子激光技术适用于多种严重复杂病变，包括冠状动脉钙化病变、球囊难以通过或难以扩张的病变、支架内再狭窄、慢性完全闭塞病变，桥血管病变等。简单来讲，ELCA 解决了血管堵塞斑块"硬"，普通导丝或球囊不能开通血管的问题，对血管损伤小，安全性更高。

2. 药物球囊——介入无植入

药物涂层球囊表面载有抗细胞增殖药物，在靶病灶扩张球囊时，球囊表面的药物与血管内膜接触，渗透并进入血管内，发挥抗增生作用，降低再狭窄发生率（图 1.26），特别适用于支架内再狭窄病变、冠状动脉内狭窄病变、小血管病变及分叉病变等，是一项新的、成熟的介入治疗技术。该技术无需植入支架，直接"涂抹"药物到受损血管，能够开通血管并保护血管。

3. 生物可降解支架植入术——让部分患者告别"金属心"

可降解支架，又称生物可吸收支架，采用在人体内可降解吸收的材质（高分子材料，金属镁、锌、铁等）制成。支架携带药物，不仅可对狭窄的血管进行物理支撑，还能释放药物防止血管再狭窄。支架植入一年以后开始降解直至被组织完全吸收，不留任何异物在血管内，恢复血管结构以及功能，由"血管再通"升级为"血管再造"，做到短期开通血管，长期不留痕迹（图 1.27）。

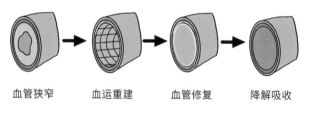

血管狭窄　　　血运重建　　　血管修复　　　降解吸收

图 1.27 可降解支架植入术

第二章

如何识别
来自心脏的警告

02

心肌梗死虽然发病凶险，但往往在发作之前会表现出一些症状或不适来警告我们疾病的到来。能否识别身体发出的这些警告，对及时自救非常重要。

1 心肌梗死高危人群要警惕心肌梗死发作

心肌梗死高危人群包括：有高血压、高血脂、糖尿病、高尿酸等疾病；肥胖、吸烟、酗酒人群；有心脏病家族史；脾气暴躁、易怒或易激动者；熬夜、作息不规律、缺乏运动、饮食不规律或不健康、工作压力大的人群等。上述人群出现过胸闷、胸痛等症状，就要时刻警惕，有发生心肌梗死可能。

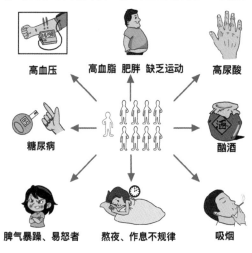

图 2.1 心肌梗死的高危人群

2 高血压的危害

　　高血压是很多疾病的罪魁祸首，特别是心肌梗死和脑梗死发病急且危重。如果平常不注意血压情况，心梗就可能越来越近了（图 2.2）。

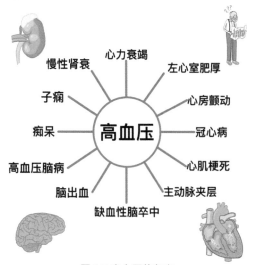

图 2.2 高血压的危害

3 血压控制到多少才是正常呢

　　高血压患者控制血压"三知道"：①养成家庭自测血压习惯，保持血压稳定，控制在 140/90mmHg 以下，最好是 130/80mmHg 以下；②首次发现血压高，一定要到医院进行评估和筛查，医生会根据情况，看是否合并器官损伤，针对性用药；

③生活中注意避免影响血压的因素，并及时调节（图2.3）。

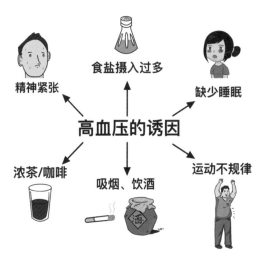

图 2.3 高血压的诱因

4 你的血脂真的正常吗

对患有动脉粥样硬化的人群而言，控制血脂是重中之重。对于血脂的控制分为低危人群、中危人群、高危人群和极高危人群，随着危险程度的增加，血脂的控制目标要更严格，而不是化验单上没有箭头就可以了。如果血脂控制不达标，就有可能成为心肌梗死的危险人群（图2.4）。

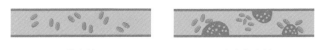

正常血管　　　　　　　　　高血脂血管

图 2.4 正常血管与高血脂血管

⑤ "医生，我也不胖啊，也容易得心梗吗"

肥胖或超重人群容易发生代谢系统紊乱，出现血压异常、血脂异常、血糖异常等，这些问题容易导致心脑血管疾病。但常常有人觉得："我也不胖啊，也容易得心梗吗？"

在这里提醒大家，还有一个指标需要注意，那就是腰围。有些人看上去并不胖，却带了一个"啤酒肚"，也就是目前多见的腹型肥胖。这类人群的脂肪其实都长在了内脏周围，也是许多疾病的高危人群（图 2.5）。所以，如果你的腰围每年都在增加，赶快想办法减肥吧。

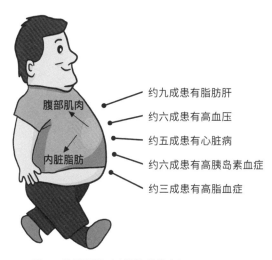

约九成患有脂肪肝
约六成患有高血压
约五成患有心脏病
约六成患有高胰岛素血症
约三成患有高脂血症

腹部肌肉

内脏脂肪

图 2.5 腹型肥胖（内脏脂肪增多）

心内科医疗咨询、心脏康复及互联网就诊二维码
——徐亚伟教授团队互联网门诊

第一节 疑似心肌梗死应该怎么办

当怀疑自己或家人、朋友有突发心肌梗死可能时，应赶紧拨打 120。在等待 120 救援的时候，如果有血压计，可以给患者测量血压和心率，给医生提供第一手的资料。如果身边备有阿司匹林，可以在 120 接线员的指导下，让患者把 3 片阿司匹林嚼碎后用水送服（拜阿司匹林，300 毫克），血压升高的患者可以舌下含服一片硝酸甘油。如果自行去医院的话，优选离家近、有"胸痛中心"的医院，并到"胸痛中心"就诊（详见第一章第二节）。

心肌梗死发作的第 1 个小时是最危险的，因为出现的心律失常可能会导致心脏骤停。但第 1 个小时内进行治疗也是最有效的，及时有效的心肺复苏可以大大提高患者的生存率。然而，国内目前尚欠缺针对普通民众的急救训练，在很多情况下，因为等待医疗救助的时间太久，且等待急救车时旁观者们往往手足无措，结果错过了抢救的黄金时间。所以，为了亲爱的家人，也为了自己，请认真学习心肺复苏，以备不时之需。

另外，如果是在公共场所，自动体外除颤仪（AED）可以在关键时刻用来救命（图 2.6）。目前，国内的很多城市在各大公共场所均设置有 AED。导致心源性猝死的最常见原因是心肌梗死伴发心室颤动。使用 AED 对心室颤动的患者进行电复律（除颤）可以挽救患者生命。

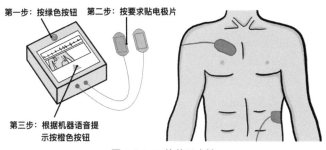

第一步：按绿色按钮　第二步：按要求贴电极片

第三步：根据机器语音提示按橙色按钮

图 2.6 AED 的使用方法

第二节 如何知道自己是不是心肌梗死的高危人群

心肌梗死往往是由冠状动脉粥样硬化导致的，如果患动脉粥样硬化的概率大，那么患心肌梗死的概率也相应增加。例如，家里多人患有心脏病，或者父母亲、兄弟姐妹年纪轻轻就得心脏病，那得心肌梗死的概率确实会大大增加。此外，如果有以下问题——高血压、血脂异常、糖尿病、痛风、肥胖、吸烟、酗酒、熬夜、工作压力大，有长时间静坐少动的生活习惯，那就属于容易患心肌梗死的高危人群了。下面，我们一起来认识一下动脉粥样硬化的危险因素（表 2.1）。

表 2.1 清楚地告诉了我们动脉粥样硬化的危险因素。具有越多的危险因素，患心肌梗死的概率也相应增加。可以看到有些因素是无法改变的，比如年龄、家族史、性别。但有些因素是可以通过改变生活习惯来改善的，所以，临床的治疗原则和预防措施可以从这些危险因素着手，积极控制及延缓动脉粥样硬化的进程。

表 2.1 动脉粥样硬化的危险因素

状态	危险因素
不可改变的危险因素	年龄
	早发型动脉粥样硬化家族史 [1]
	男性
可以改变的危险因素（已确定）	某些血脂异常：总胆固醇或低密度脂蛋白胆固醇（LDL）增高、高密度脂蛋白胆固醇（HDL）降低
	糖尿病
	高血压
	吸烟
可以改变的危险因素（尚在研究中）	摄入过量酒精
	载脂蛋白 B (apoB) 水平增高
	脂蛋白 A(LpA) 增高
	LDL 增高
	高同型半胱氨酸血症
	高胰岛素血症
	高甘油三酯血症
	水果和蔬菜摄入过少
	肥胖或代谢综合征
	血栓前状态（如高纤维蛋白原血症、纤溶酶原激活物抑制剂浓度增高）
	心理因素（如 A 型人格、抑郁、焦虑、工作特性）
	胸腔放射治疗
	肾功能不全
	静态生活方式 [2]

注：1. 早发型动脉粥样硬化指一级亲属中男性 55 岁以前、女性 65 岁以前患病。
2. 尚不清楚这些因素在常与其相伴随的常见危险因素（如糖尿病、血脂异常）之外能起多大作用。

第三节 如何自我预防急性心肌梗死

那该如何预防心肌梗死呢？上一节提到动脉粥样硬化危险因素的控制有助于预防心肌梗死的发生。下面让我们认识一下这些危险因素的控制目标或正常值。

1. 血脂异常

对于没有患病的正常人群，每年体检的时候需要注意将总胆固醇控制在 5.2 mmol/L 以下，低密度脂蛋白胆固醇低于 3.4 mmol/L，甘油三酯水平不高于 1.7 mmol/L。但是理想的血脂控制要求更严格，低密度脂蛋白胆固醇水平须低于 2.6 mmol/L。如果已经明确是有冠状动脉粥样硬化性心脏病（简称"冠心病"）并植入支架的患者，为了减少心梗事件的发生，应该更加严格地控制血脂水平，使低密度脂蛋白胆固醇水平降低到 1.8 mmol/L 以下。

2. 高血压

血压多次测量高于 140/90mmHg 就是高血压，但如果已经明确是有冠心病或者合并糖尿病的患者，要争取把血压控制在 130/80mmHg 以下。

3. 糖尿病

空腹血糖的正常值在 6.1mmol/L 以下，餐后 2 小时血糖的正常值在 7.8mmol/L 以下，如果高于这一范围，称为高血糖。如果空腹血糖超过 7.0mmol/L，餐后 2 小时血糖超过 11.1mmol/L 或者糖化血红蛋白超过 6.5%，就考虑为糖尿病，需要到内分泌科做进一步检查，积极控制血糖。

4．吸烟及酗酒

吸烟与饮酒越多，得冠心病及心肌梗死的风险就越高，这也是为什么心内科医生总是要管患者抽烟喝酒这些所谓的"个人爱好"，如果不好好控制，冠心病就非常可能找上门。

5．压力

压力确实会"伤心"，所以当你感到有焦虑、抑郁等不良情绪时，建议及时就医。医生可以通过综合测评量表进行评估，对患者给予心理疏导及药物治疗，以减轻不良情绪带来的伤害。

6．超重和肥胖

医学上通过体质指数（BMI）来识别超重和肥胖，BMI计算公式为体重（kg）除以身高（m）的平方。BMI在 $24 \sim 28kg/m^2$ 为超重；BMI超出 $28kg/m^2$ 为肥胖。还有一个重要的指标是腰围，中国成人腰围正常范围的计算公式为（男性）身高（cm）÷2 － 11，（女性）身高（cm）÷2 － 14，±5% 为正常范围。所以，赶紧称一称体重，拿起软尺量一量吧，如果是明显的肥胖患者，建议到医院肥胖门诊就医。没有瘦不下来的胖子，只要有恒心和科学的治疗措施，每个"胖胖的潜力股"都能实现"轻盈"的小目标。

7．不健康的膳食

健康的膳食结构是指摄入合适的蔬菜、水果、豆类、谷类、鱼类和禽肉，减少脂肪和钠的总摄入量。火锅、烧烤、奶茶，以及各种重油、重盐、重糖的食物都会加速血管老化。远离这些诱惑，给血管减减负吧！

8. 体力活动不足

"饭后走一走，活到九十九"是大家耳熟能详的一句话。确实如此，少动久坐的生活方式会加速动脉粥样硬化，减弱心肺功能。在医学术语中，日常体力活动不足是指中等强度体力活动时间每周小于 150 分钟（或高强度体力活动时间每周小于 60 分钟）。缺乏活动是指久坐不动超过 3 个月的生活方式。从今天开始，大家一起锻炼起来吧！跑步、游泳、骑车、广场舞、乒乓球、羽毛球、瑜伽、太极拳，总有一款适合你！

看了这么多的预防方法，总结下来就是做到"管住嘴迈开腿，定期体检，尽早就医"！

下面我们通过一些身边的真实案例，对如何自我预防心肌梗死加深下印象吧。

病例 1

● 正常服药，为什么又心梗了？

患者："医生，我药都在吃，为什么又心梗了？"

医生："您吃的'他汀'不达标！"

这位患者是典型的上海知识分子，上次植入支架后生活习惯已经改得比较健康并且严格按照医生的要求吃药，为什么还是"心梗"了呢？

问诊以后，医生发现了一个关键的问题！他虽然吃"他汀"[1]，

---

1. "他汀"是他汀类药物的简称，是心血管疾病重要的二级预防药物之一，能够降低血脂、改善血管内皮功能，预防疾病发作和加重，常见的有阿托伐他汀、瑞舒伐他汀、辛伐他汀等。

但是没达标，因为比较担心"他汀"的副作用，自行减量了。

▶ **敲黑板：为什么要服用"他汀"？**

"他汀"不仅是降血脂的，还能"稳定斑块"，"他汀"可以把容易破裂的斑块稳定下来，使得它不会破裂，也就不会发生心梗，甚至逆转部分斑块。支架术后的患者一定要服用降血脂药物，并定期复查，不仅要让血脂达标，而且要保证副作用最轻。心脏病患者一定要严格控制各种危险因素。

病例 2

● **五年前"50% 狭窄"，今天"心梗"，血管完全闭塞，为什么？**

这个患者五年前做过"造影"，只有"50% 狭窄"，也就是勉勉强强达到"冠心病"标准。他一直在吃"阿司匹林"，自己觉得病情不重，把"他汀"停掉了（听别人说"他汀"吃多了伤肝），而且 5 年来也没有体检。

▶ **敲黑板：** 他汀类药物伤肝伤肾都是小概率，只要遵医嘱复查，即便有也可以调整用药。他汀类药物是心脑血管疾病的基础用药之一，"江湖地位"比阿司匹林还高。因此，有些患者即便血脂不高，医生也要给他吃"他汀"，就是起到"稳定斑块"的作用。

病例 3

● **"急性心梗"诊治需要"争分夺秒"**

患者男性，50 岁，持续胸痛 1 小时入院，心电图提示"急性心梗"。紧急启动救治流程，冠脉造影：前降支近段狭窄95%～99%（次全闭塞），为"罪犯"血管，植入 1 枚支架，顺利开通血管，胸痛消失。

▶ **敲黑板**："急性心梗"是至少有一根血管突发急性闭塞或高度狭窄，导致供血的心肌急性缺血，造成心肌损伤。"心梗"的"恶化"是按照"分钟"来计算的，因此"时间就是生命，时间就是心肌"。及时开通病变血管，避免心肌持续坏死，不仅能挽救患者生命，而且能够最大限度地挽救心肌，保留心功能，不至于太影响后半生的生活质量。

病例 4

● 司机这个"职业"毁了他的心脏。那么，你的职业健康呢？

一位中年出租车司机，放了 3 个支架打通了两根心脏血管，但仍然有多处血管狭窄需要开通，拟再次手术。这个患者是中年男性，53 岁，是"血管职业病"的典型代表。

▶ **敲黑板**：出租车司机是代表性的"血管疾病"职业，以下几种情况是潜在风险，需要时刻警惕血管疾病的发生。

（1）中年男性，"上有老下有小"，是家庭的"顶梁柱"，有点小病小痛能忍则忍。

（2）长期久坐，活动少。这个患者除了"把方向盘"，就是睡觉。

（3）吃饭、睡觉长期不规律。

（4）精神长期处于高度紧张状态，这也是明确的血管疾病的危险因素。

（5）长期抽烟，这个患者抽烟 20 多年，每天"一包半"（30 根／天），一年超过 1 万根。国际上把每年抽烟超过 400 根列为心肌梗死的高危因素之一。

以上多个因素，导致并加重了以下多个"不良生活习惯"疾病的产生，损伤了患者的血管。

（1）肥胖，这也是种病，尤其是肚子大（"腹型肥胖"或"中心性肥胖"）。

（2）高血糖，饮食不规律等导致血糖控制不佳。

（3）高血压，平时不体检不知道，多为来院就诊发现，不知道多少年了。

（4）高血脂，平时不体检不发现，多为来院就诊发现，也不知道多少年了。

病例 5

● "吸烟者的心脑血管"：中年企业家反复晕厥

患者男性，63 岁，是个小有名气的企业家。近两年以来，他反复在走路后出现头痛并晕倒，均为自己醒来。有长期吸烟史，一天四包。

完善检查后发现：脑血管高度狭窄，严重威胁生命，需首先解决；心脏血管严重缺血，择期处理心血管疾病。

该患者脑动脉多支高度狭窄。其中左侧椎动脉开口高度狭窄，植入 1 枚支架开通血管；右侧颈动脉开口高度狭窄且合并有破裂斑块，植入 1 枚支架修理血管。

经过第一次"脑动脉支架植入"后，患者的头痛和晕厥症状完全消失，能"正常走路"了，但是稍微走快就会"胸闷胸痛"，为典型的"劳力性心绞痛"。

行心脏血管造影发现心脏血管果然"一塌糊涂"，三根血管有高度狭窄，其中有两根全部堵住（"慢性完全堵塞"病变），对其进行了开通心脏血管治疗，术后给予药物＋戒烟＋运动＋体外反搏治疗。

8 个月后该患者从外地专程送来锦旗，他说活动已经完全不受影响，自己觉得又"活过来"了。

▶ **敲黑板**：有血管危险因素的患者往往可能存在多血管床病变，要严格控制危险因素，改善全身血管情况，才能提高生活质量！

第四节 中医治欲病的智慧

"治欲病"是中医养生防病的独特思想，古代医家将机体从健康到疾病的过程总结为三个阶段：未病，即健康状态，是机体处于阴阳平衡、无病无证的阶段；已病，即疾病状态，此时机体已经阴阳失衡；欲病，则是介于健康与疾病之间的特殊阶段。欲病可以理解为有生病征兆但还没生病的状态，此时疾病刚刚萌芽，正是干预的关键时期，若及时治疗或干预往往只需"四两"之力，便可达到"拨千斤"的效果；若未及时治疗，则会向疾病迅速转变。

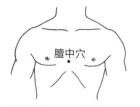

图 2.7 膻（dàn）中穴
在前正中线上，两乳头连线
的中点

心梗"欲病"阶段即心梗先兆，常表现为心绞痛发作，疼痛部位多在胸骨后和心前区，同时伴有气短、胸部紧闷甚至压榨感、烦躁不安、心慌等症状。因此，若有新发生的心绞痛或原有心绞痛加重，需要提高警惕，你的心绞痛可能随时会转变为心肌梗死。

此外，有些患者心绞痛发作不典型，也可以出现牙痛、左肩背疼痛、上腹部疼痛等，服用制酸剂、解痉剂、止痛剂、抗生素等不得缓解，或出现胸闷、憋气、颈部发紧、咽部异物感、食管部烧灼感。若身体出现以上信号，提示你正处于心梗的"欲病"状态。此时运用中医"治欲病"的思想及时回应身体发出的种种预警信号，能够有效将心梗"扼杀"于萌芽阶段。若不加重视，待到心梗已成之时，往往危及生命，后悔莫及。

1. 穴位敷贴法

穴位敷贴是中医特色疗法之一，是将药物研成粉末后制成药膏贴于特定穴位，能够在刺激穴位的同时发挥药物疗效，起到事半功倍的效果。心绞痛患者或者有"三高"（高血压、高血糖、高血脂）的患者，可将心梗急救药物（麝香保心丸、复方丹参滴丸、速效救心丸等）研末，黄酒调敷特定穴位；也可将大黄、丹参、乳香、没药、当归、川芎、细辛、半夏、白芷、干姜等磨粉制成药丸或膏剂备用。上述丸或膏，均可贴在内关、膻中、心俞、厥阴俞及心前区，每次 24 小时，隔日 1 次，15 次为 1 个疗程，可起到缓解疏通血脉、预防或缓解心绞痛的作用（图 2.7）。

2. 针灸法

针灸能通过刺激特定穴位达到疏通经络气血的作用，对胸痹有很好的缓解作用。主穴可取心俞、厥阴俞，配穴取内关、膻中、通里、间使、足三里。平时也可对以上穴位进行按摩，起到宽胸理气，通经止痛的作用。如果有条件，建议到针灸医师处就诊，定期针灸治疗，针药并治，疗效更佳。

3. 中药治疗

中医认为胸痹以心、脾、肾三脏的亏损为本，以气滞、血瘀、痰阻、寒凝为标。治疗常以宽胸理气、活血化瘀、化痰泄浊、温通心脉为原则。无论何种证型，平时都可以针对疾病的源头（冠状动脉粥样硬化）进行益气活血治疗，应用一些有活血化瘀效果的中药，以改善患者血液流变学相关指标，减轻血栓造成的危害。

中医认为，气和血是相互资生、相互依存和相互为用的关系。心肌梗死患者多为本虚标实，也就是说本质是虚，实质是瘀。相关研究结果证实，对心肌梗死患者开展益气活血的治疗可以

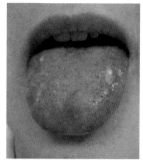

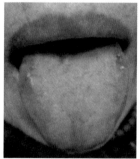

图 2.8 舌质紫黯、胸部刺痛属于心血瘀阻类型

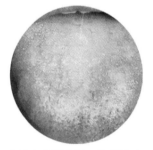

图 2.9 舌苔白腻、胸闷胸痛属于寒凝心脉型

减少病死率、并发症，改善心功能及远期预后。具有心梗倾向的患者，坚持服用相应西药的同时，建议坚持到正规中医师处就诊，辨证论治服用饮片（汤药）或中成药。以下证型和方药可供参考。

胸部刺痛，部位固定，伴有胸闷，可因情绪变化、劳累等原因加重的，舌质紫黯，脉沉涩的患者，属于心血瘀阻类型（图2.8），可选用血府逐瘀汤活血化瘀（生地黄、赤芍、枳壳、牛膝、柴胡、当归、川芎、桃仁、桔梗、甘草、红花），中成药可选血府逐瘀片或血府逐瘀胶囊。

胸闷胸痛，心慌气短，面色苍白，四肢冷，舌苔白腻，脉沉紧，属于寒凝心脉型（图2.9），可选用当归四逆汤通阳散寒（当归、桂枝、白芍、细辛、甘草、通草、大枣）。

胸闷而痰多气短，形体肥胖，乏力，大便稀薄，舌苔腻，脉滑，属于痰浊闭阻，可选用瓜蒌薤白半夏汤（瓜蒌、薤白、半夏、白酒）合涤痰汤（制半夏、制南星、陈皮、枳实、茯苓、人参、石菖蒲、竹茹、甘草、生姜）加减化痰通阳。

第三章

心脏康复，
让身体更健康

03

世界卫生组织将心脏康复定义为确保心脏病患者获得最佳体力、精神、社会功能的所有方法的综合，以便患者通过自己的努力尽可能恢复正常的社会功能，过一种主动的生活。心脏康复通过综合康复治疗，使患者的临床症状得以缓解，从而提高其日常生活能力，改善患者生活质量，使患者回归正常的社会生活，同时可以预防心血管疾病再次发生。在整个心脏疾病的治疗过程中，心脏康复是非常重要的一部分。

1 心脏也能做康复治疗吗

　　心肌梗死患者通过积极救治后可以挽回生命，但很多患者往往会有"后遗症"（图3.1），如由于心肌缺血受损导致的心功能不全（心衰）、心律失常（心跳不正常）、血栓甚至其他危重并发症。这些"后遗症"都会影响以后正常的生活，所以必须进行心脏康复，以实现心肌供血和心脏功能的及时恢复。

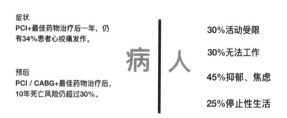

图 3.1 心肌梗死后遗症

注：CABG 为冠状动脉旁路移植术，俗称冠脉搭桥术

2 心脏康复怎么做

目前，很多医院的心内科都设立了心脏康复中心。需要进行心脏康复的患者首先到心脏康复中心进行个体化评估，随后医生会根据每个人具体的心脏功能受损情况、是否合并并发症、是否存在没有控制的心血管疾病危险因素、是否有不健康的生活习惯等，给患者制订个体化的心脏康复方案，包括规范用药、有效戒烟、合理地进行日常生活活动和科学安全地进行运动锻炼、保持平和的心态和有效的睡眠等。

（1）药物处方：坚持按时按量服药，控制血压、血糖、血脂及心率等，不能随意停药和调整药物剂量（图 3.2）。有效的药物治疗可以降低复发率和病死率。

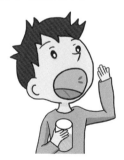

图 3.2 药物处方

（2）戒烟处方：远离烟草，保护心脏。吸烟容易引起血管功能异常，加速血栓形成等（图 3.3），戒烟可以降低心肌梗死的发生风险，降低患者全因死亡率。可采用药物或非药物方法戒烟。

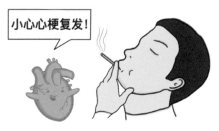

图 3.3 戒烟处方

（3）心理处方：调节情绪，保持心态平和（图3.4）。紧张或焦虑可以导致心率加快，出现心律不齐、血压升高等，诱发心血管疾病发生。

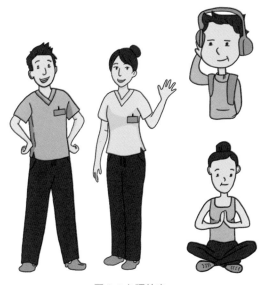

图 3.4 心理处方

（4）运动处方：科学运动，强身健体（图3.5）。运动可以改善血管功能，避免心力衰竭，长期运动可以改善心肌缺血，避免心血管疾病诱发因素，降低猝死风险。

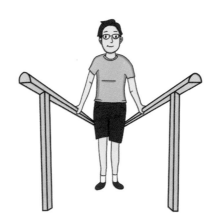

图 3.5 运动处方

运动处方也包括呼吸运动，通过正确的呼吸方法可以提高人体心肺功能，减少心肌负担，改善冠心病患者的心血管状态。

▶ **健康呼吸三步法**

第一步：选一个舒适的坐姿，并保持背部挺直。闭上眼睛，意识专注于呼吸的节奏。

第二步：用鼻子深而缓地吸气，腹部鼓起，然后提起锁骨，让胸腔扩张。尽量维持吸气过程 5 秒钟，不屏气。

第三步：用嘴缓慢地呼气，收紧腹部的肌肉，感觉到自己的锁骨下降，腹部回缩，胸腔缩小。尽量维持呼气过程 5 秒钟，不屏气。

循环重复这个 5 秒钟鼻子吸气—5 秒钟用嘴呼气的过程。

（5）营养处方：平衡膳食（图 3.6）。荤素搭配、谷豆混吃、蛋奶兼并、果蔬充足；少食肥肉与腌制食品；少食高盐与油炸食品。

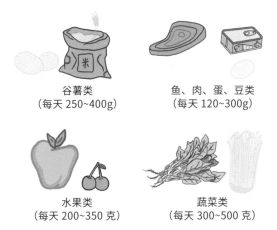

谷薯类
(每天 250~400g)

鱼、肉、蛋、豆类
(每天 120~300g)

水果类
(每天 200~350 克)

蔬菜类
(每天 300~500 克)

图 3.6 平衡膳食

（6）睡眠管理：调整睡眠时间及睡眠质量，注意有无睡眠呼吸暂停。睡眠不足（图 3.7）可导致多种心脏病的发生，也可能诱发心肌梗死，而充足的睡眠可以减少心血管疾病的发生。

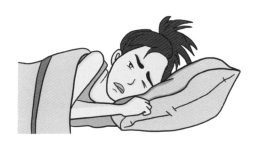

图 3.7 睡眠不足

③ 提前预警心肌梗死发作，及时就诊

心跳每时每刻都有小波动，这个波动的范围决定了心脏的调节能力。这个波动一旦出现异常就有可能诱发心血管疾病或导致疾病复发，通过居家实时心电监测，可以及时发现和解决这些问题（图 3.8）。

实时心电监测可随时随地做心电图，还可以远程传输到医疗机构服务中心，及时分析结果并给出反馈，实现对心肌梗死患者全生命周期的健康保护。

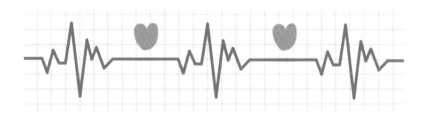

图 3.8 随时随地自己做心电图检查

心内科医疗咨询、心脏康复及互联网就诊二维码
—— 徐亚伟教授团队互联网门诊

第一节 挽救心肌，心脏康复必不可少

1. 什么是心脏康复

心脏康复，就是通过综合管理和对患者进行干预，使患者能够回归正常的生活和工作，并且预防心血管疾病的复发。早在 1000 多年前，中国晋代名医许逊就已经发现体育锻炼可以治疗心脏病。而在现代医学中，18 世纪就有英国学者记载了心绞痛患者在每日坚持 30 分钟的伐木工作后，症状几乎完全消失，提出心绞痛患者进行体育锻炼是有益的。

心脏康复是目前心脏疾病慢性期的一种重要的综合治疗手段，涵盖了生理、心理、行为和社会活动等各方面的训练，能够改善单纯进行药物或手术治疗后的患者仍然存在的残余问题：例如活动受限，活动后仍然有胸闷、气促等症状；情绪紧张，无法正常工作或生活。

2. 心脏康复的身体获益

心脏康复适宜多种类型的心脏病及其术后康复，包括稳定性心绞痛、动脉粥样硬化、高血压病、各种原因导致的慢性稳定性心力衰竭、心肌梗死后、冠状动脉旁路移植术（CABG）后、经皮冠状动脉介入治疗（PCI）后、心脏瓣膜置换或修复术后、心脏移植术后等。对于心肌梗死的患者，心脏康复能降低心肌梗死后患者的全因死亡率和心血管死亡率。大量的科学研究表明：接受心脏康复后，急性心肌梗死患者 1 年内猝死风险降低 45%；对于老年住院冠心病患者，经心脏康复治疗后 5 年病死率较未接受心脏康复的患者减少 21% ~ 34%；同时也能延缓动脉粥样硬化的发展进程，降低急性缺血性冠脉事件的发生率和住院率，降低心衰患者的心血管原因病死率和心衰原因住院率，改善生活质量。

在很长的时间里面，人们对心脏病都有一个错误的认知。大多数人认为心脏病患者绝对不能进行运动，运动容易促进血液循环引起患者的情绪激动。但是实际上，正确适量的运动是非常有必要的，它能够提高患者的身体免疫力、提升心肺功能，对缓解病情是非常有帮助的。

大量的科学研究表明，心脏康复的运动训练可使心肌再梗死风险降低 47%，心脏病病死率降低 36%，并使接受 PCI 或 CABG 的患者死亡率降低 20% ~ 50%。同时还能提高患者的运动能力、改善健康相关生活质量，降低患者的再住院率，改善其抑郁及心绞痛。运动还可以优化身体成分（减脂增肌）、调节情绪、帮助睡眠（图 3.9）、帮助"三高"患者降血压、降血糖、降血脂等。

心脏之外的组织和器官发生的适应性改变，是公认的心脏康复治疗机制，主要内容包括：

（1）肌肉适应性改善，长期运动训练后肌肉毛细血管密度和数量增加，运动时毛细血管开放的数量和口径增加，肌肉运动时血液与细胞气体交换的面积和效率相对增加，外周骨骼肌氧摄取能力提高，动静脉氧差增大。

（2）运动使肌肉的氧利用能力和代谢能力改善，肌细胞线粒体数量、质量和氧化酶活性提高，骨骼肌氧利用率升高。肌

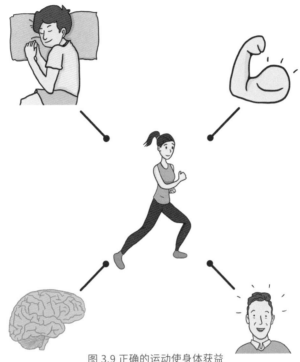

图 3.9 正确的运动使身体获益

细胞胰岛素受体开放数量增加，葡萄糖进入细胞的速率和数量增加，从而改善运动能量代谢效率，血流量需求相对减少。

（3）交感神经兴奋性降低，血液中儿茶酚胺含量降低。

（4）肌肉收缩机械效率提高，定量运动时能量消耗相对减少。

（5）最大运动能力提高。由于定量运动时心脏负荷减轻，心肌耗氧量降低，最大运动能力相应提高。

（6）提高摄氧量（VO_2）。摄氧量作为人体第五大生命体征，是临床上非常重视的指标之一。这个数值越高，就好像发动机的马力越大，说明心脏和人体的能量越大。

第二节 心脏康复有哪些内容

心脏康复通过综合康复医疗手段来缓解患者的临床症状，提高患者日常生活能力，改善生活质量，使患者回归正常的社会生活，并预防心血管疾病的再发生，是目前心脏病慢性期治疗的一种重要手段。

心脏康复主要包括以下内容，即七大处方。

1. 教育处方

患者需要掌握自己所患疾病的基本知识，了解日常所服药物的基本知识，并能在症状发生时正确识别，做出相应的急救措施。患者也需要理解心脏康复的重要性和必要性，手术和药物不是全部，出院后除了日常服药也要拥有健康的生活方式，提升生活质量，更好地融入社会生活（图 3.10）。

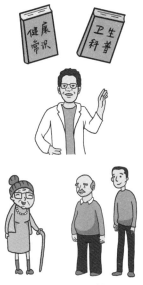

图 3.10 教育处方

2. 药物处方

药物处方是基石。心梗后的患者需要服用哪些药物呢？其中抗血小板药物是最基本的，可以降低 33% 的支架内血栓风险，可以使再发心肌梗死风险降低16%，也可以使心肌梗死患者的死亡风

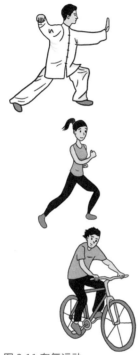

图 3.11 有氧运动

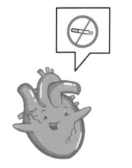

图 3.12 远离烟草，保护血管

险降低 22%。抗血小板药物需要服用多长时间？一般情况下，支架术后两种抗血小板药物需同时服用至少 12 个月，或者由医生判断服药时间。出院后的患者需要定期复诊，根据医生的专业意见，及时调整日常药物用法用量，以保证药物疗效。不要因为自己没有症状了就自行停药或减量，随意改变药物处方有可能诱发或加重病情。

3. 运动处方

运动处方是核心。患者在接受心脏康复中心全面的心肺功能和运动能力评价后，医生会制订个性化的运动处方，在治疗师的监督下进行安全的运动康复训练，包括有氧训练、抗阻训练、柔韧性训练、平衡训练等。

简易的有氧运动（图 3.11）可以改善心肺功能，提高摄氧量，还能够改善动脉粥样硬化，减轻心脏负担，改善心肌缺血，降低猝死风险，降低血压、血脂和血糖等，改善整体预后。

4. 营养处方

对于糖尿病、高血压、高血脂或超重

的患者，营养处方显得尤其重要。建议请营养科会诊，由专业营养师根据目标制订个体化膳食方案，指导患者学习健康的饮食模式。合理的营养和膳食也是疾病治疗的一部分，特别是对心脑血管疾病伴随代谢系统异常的患者，一定要通过合理的膳食改变代谢状态，同时起到调控"三高"的作用。

5. 戒烟处方

吸烟是心血管疾病的一大危险因素。吸烟会加快心率、升高血压，加快血管硬化，加重心脏负担，增加猝死风险。因此，对于冠心病（不论是稳定的还是不稳定的）或其他部分动脉粥样硬化患者（脑血管病变、外周血管病变等），必须特别强调戒烟。戒烟可以通过药物、尼古丁替代产品支持，轻度依赖患者可以通过参加小组或个体化咨询，接受正确的戒烟指导，尽快解除吸烟这一危险因素（图3.12）。

6. 心理处方

很多心血管疾病患者除了心脏方面的问题，往往会伴随心理焦虑、抑郁等情绪问题。如果医生建议你去心理科门诊就诊，请不要拒绝，有时候自己的过度焦虑和紧张并不能通过简单的放松心情得到控制，必须通过药物或专业的心理疏导进行治疗。所以，建议这些患者正确认识自己的心脏疾病，积极配合医生治疗，保持乐观的心态和正常的睡眠；有些患者不能做到控制自己的情绪，建议咨询专业的心理医生，进行个体化面谈，参加心理小组治疗，通过放松疗法、音乐治疗等心理治疗手段，使情绪问题得到改善。因此，对于心血管疾病患者，保持一颗健康的心脏，需要拥有健康的心态。管理好自己的心理，也是大学问。

7. 管理处方

以上几点做好了，可以给身体带来很多益处，但是仍有很多患者觉得"说起来容易，做起来很难"。确实如此，改变一个人几十年的生活习惯不是一件容易的事。因此，需要专业的医疗机构针对不同的患者制订个体化管理处方，提高患者的依从性。

第三节　呼吸康复与血管细胞康复
——线粒体能量补充法

通过呼吸康复锻炼，可以加强人体血液循环和组织细胞有氧呼吸能力，促进组织细胞能量加工厂——线粒体的产能提升，加速康复。

1. 呼吸康复的主要方式：呼吸训练和能量节省管理

呼吸是有最佳方法的，呼吸训练可以帮助机体提升线粒体产能能力，加速恢复健康。具体可以参考本系列丛书之《了不起的呼吸》。这里简单介绍一下增能呼吸法（Metronomic 呼吸法）。

第一步：选一个舒适的坐姿，并保持背部挺直。你可以采用莲花坐的姿势，或其他任何舒适的坐姿（睡姿也可以），手掌朝上。闭上眼睛，意识专注于呼吸的节奏。

第二步：保持这个姿势，深而缓地用鼻子吸气，让你的横膈下降，腹部鼓起；然后提起锁骨，让胸腔扩张。把吸气时间调整好，尽量维持吸气过程 5 秒钟，不屏气，直到你感觉肺部充满了气体。

第三步：用嘴缓慢地呼气，收紧腹部的肌肉来帮助气体排出、不要用猛劲，感觉到自己的锁骨下降，胸腔的气体被呼出，腹部回缩，胸腔缩小。尽量维持呼气过程 5 秒钟，不屏气。

循环重复 5 秒钟鼻子吸气—5 秒钟用嘴呼气的过程。

2. 血管细胞康复——线粒体能量补充法

线粒体是细胞中制造能量的细胞器，是细胞进行有氧呼吸的主要场所，其为细胞生命活动提供 95% 的能量。所以线粒体又有"细胞动力工厂"之称。

只有修复了线粒体，才能修复血管内皮细胞。血管细胞线粒体的支持治疗包括：①保温；②补充线粒体合成 ATP 所需的营养物质，如 Mg、维生素 D_3 等；③补充线粒体呼吸链或电子传递链中的关键酶，如辅酶 Q_{10}、硫辛酸等；④补充线粒体抗氧化防御系统中的关键物质，如胆碱、谷胱甘肽等；⑤补充线粒体膜上的关键受体物质，如褪黑素、络氨酸、硒等；⑥停止接触破坏线粒体的危险因素，如熬夜、酗酒、抽烟等行为。这每一个环节对于线粒体的功能都十分重要，都需要系统化的检测和评估。

靶向修复线粒体后，可以帮助血管内皮细胞修复。加之线粒体修复后 ATP 的产量增加，血流也会更加通畅。

第四节 现代心脏康复新技术

随着现代科学的发展，应用于心脏康复的技术也日渐先进和多样化。为了做到精准评估、精准治疗，从而实现精准康复，患者在进行心脏康复之前，首先要接受一系列评估，包括经典的检测方法和现代化的仪器设备。除了心电图、心脏超声、血常规等常规检查外，也需要进行心脏康复专项评估。

1. 有氧运动评估

通过心肺运动试验（图 3.13）、六分钟步行试验等客观评价患者的心肺功能和运动能力。相比传统的运动平板试验，心肺运动试验更安全，采集的指标更多，能更全面地反映患者心脏、肺脏和循环系统的功能。通过心肺运动检查，可以了解人体心肺等脏器的储备功能，帮助我们发现身体早期的一些病理生理变化。

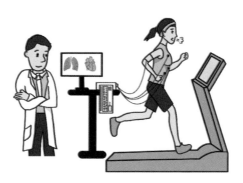

图 3.13 心肺运动试验

2. 血流动力学评估

通过无创血流动力学检测系统、无创心排量检测仪等设备，可以掌握患者在静态、动态和运动过程中的血流动力学情况。血流动力学可直接反映人体血液循环的状态是否正常，只有人体的血液循环正常，身体的各组织器官才能有正常的血液供应。简单来讲，如果血流动力学异常，说明人体某部分出现了问题。

3. 动脉硬化指数评估

通过测量脉搏波传导速度（PWV）和踝臂指数（ABI），可以了解大动脉的硬化情况和血管的僵硬程度。血管内皮功能检测仪可以根据测量出的血管内皮功能检测（FMD）值判断血管的弹性（图3.14）。

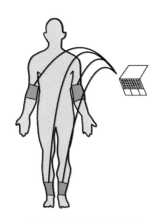

图 3.14 动脉硬化指数评估

随着年龄的增加，人体的血管系统会逐渐老化（动脉硬化），血管是运输血液的管道，血管功能异常会影响血液的循环，慢性发展会引起动脉粥样斑块的逐渐累积，导致血管狭窄，急性期会发生斑块破裂，突发血栓事件。因此，早期发现动脉硬化，及时预防和治疗非常重要。

4. 心肌血流灌注评估

核素心肌灌注显像（D-SPECT）检查可以观察到心脏的血流灌注情况以及心肌的功能状态（图3.15），简单来说，

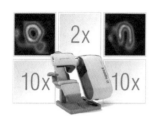

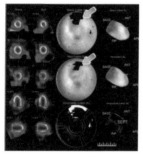

图 3.15 核素心肌灌注显像

就是可以直接看到心肌是否存在缺血情况，评价心肌的活力、心脏的血流储备功能，用于指导是否需要植入支架；心脏PET检查则可以明确有无存活心肌细胞及其数量。

通过多方面的检查，从各个层面判定患者的心血管功能，才能做到"精准评估"。进行全面评估后，才能为患者制订个体化精准康复治疗处方。运动训练作为康复治疗的重点，应在确保患者安全的前提下进行。病情稳定的患者先在心脏康复中心接受专业的康复运动指导，出院后回家继续进行居家康复。居家康复期间，通过远程心电血压监测系统和手机端App，医生和治疗师可以及时掌握患者的训练进程、训练中血压心率的变化以及是否出现不适症状，进而根据症状和反馈随时调整治疗方案，保证患者的康复治疗效果。

然而，运动治疗并不适用于每个人。有些年龄大、合并症多的心脏病患者没有办法耐受常规的运动训练，建议这些患者可以选择以下两种新技术治疗。

（1）体外反搏治疗（EECP）：可以

改善全身血液循环，治疗因循环功能异常或紊乱引起的心脑血管疾病（图 3.16）。

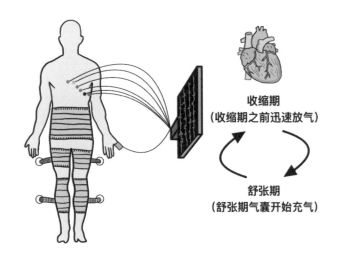

收缩期
（收缩期之前迅速放气）

舒张期
（舒张期气囊开始充气）

图 3.16 体外反搏治疗仪

体外反搏是利用包裹在人体臀部及下肢的气囊，在心脏舒张期对人体施加外压，将下肢和臀部的血液驱回主动脉，增加心脏供氧，减少心肌损耗，降低血液黏稠度，改善微循环，减少血小板聚集，降低血栓素水平，达到改善血管功能和血液循环的目的。

体外反搏可用于治疗各种缺血性疾病，包括冠心病、心绞痛、心肌缺血、陈旧性心肌梗死、脑动脉硬化、脑供血不足、脑梗死、短暂性缺血发作、椎基底动脉供血不足、脑血管意外后遗症、动脉硬化血管闭塞、糖尿病引起的血流障碍、缺血性肾病、突发性耳聋、失眠等，还可用于心血管疾病的高危人群，包括高血压、高血脂、糖尿病、肥胖及缺乏运动者等。

（2）心脏震波治疗（CSWT）：适用于支架术后或搭桥术后仍然有心绞痛、胸闷、气短、乏力等症状，或无法进行支架或搭桥手术的患者（图 3.17）。

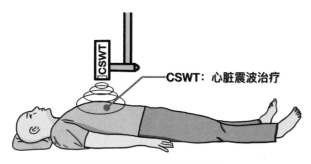

图 3.17 心脏震波治疗心肌缺血

心脏震波治疗是治疗冠心病的一种有效、无创且安全的全新疗法，作用于缺血损伤的心肌组织，可加速心脏侧支血管新生，改善心肌供血，挽救受损的心肌细胞，从而缓解心力衰竭症状、改善心功能及预后。

不同患者的疾病特点不同，可以采用个体化治疗方案，选择适合自己的康复治疗方法以及不同强度、不同方式的运动方案，结合其他综合治疗手段，通过精准全面的康复治疗，让生活更健康！

第五节 防心梗复发新手段

心梗后放了心脏支架是不是病就彻底好了呢？

当然不是！心梗后患者再次心梗的发生率依然很高（图3.18）。做好心肌梗死后或心脏支架术后的居家预警管理非常重要！

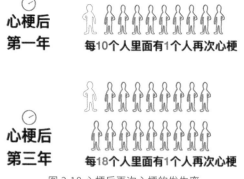

图3.18 心梗后再次心梗的发生率

你知道自己的心跳每时每刻都有小波动吗？这些小波动正常吗？这些小波动就是需要我们监测的重要内容之一。正常情况下，人的心率在一定范围内波动（图3.19）。这个波动的范围决定了心脏的调节能力，决定了人体应对压力、焦虑、心血管疾病风险时的承受能力和恢复能力，医学上称为心率变异性

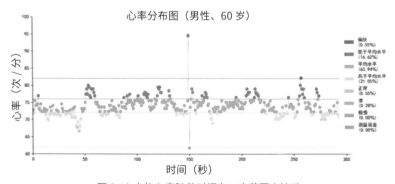

图3.19 人的心率随着时间在一定范围内波动

（HRV）。心率变异性的变化是心脏疾病的重要预警信号。

如何才能进行心率变异性的监测和分析呢？可以通过运动时测量心率的设备，结合智能的分析方法进行分析，在日常生活中，最常见的设备是智能手表或手环。但是这种测量方法不准确，受人体移动的影响较大。最有效的是通过芯片采集人体的心电信号，得到心电图后获得心率的方法。

随着 5G 时代和人工智能时代的来临，心电图的测量更为容易，测量心电图的设备也越来越精准，基于心电图的分析也更为便捷，为人们带来了更高质量的健康监测和康复等服务。

2016—2019 年涌现的比较成熟的、能够采集人体心电信号的设备有单导联的保心卡、12 导联的移动心电监测、保心衣等，这些远程心电监测设备只要在有网络的条件下，就可以实现自己做心电图检查（图 3.20）。

2016—2018 年   2017—2019 年   2018—2019 年

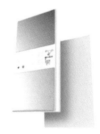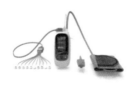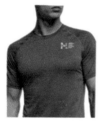

图 3.20 远程心电监测设备

几十年前的人们肯定很难想象，坐在家里的椅子上，双手握住一个小小的保心卡居然就能获得高质量的心电图；他们也绝对想象不到，采集 12 导联心电图的专业设备，可以移动到家，在家里也能享受到与在医院同等的监护；甚至，人们居然可以穿着一件短袖，一边做着家务、散着步、溜着狗，一边接受专业的实时监护。

目前，基于心电图的人工智能算法已经能够识别大量的心血管相关病症（如心肌梗死、心肌缺血、房颤、心动过速、心动过缓、房室传导阻滞等），随着算法的不断学习与进步，其识别病症的水平已经达到专家级。

在人工智能和 5G 等技术的支持下，我们可以根据自己的方便程度，选择合适的可穿戴设备实时采集数据，通过 5G 技术无延时地发送到三甲医院的云端服务器。人工智能系统实时对数据进行处理，并给予医生和用户实时反馈。同时，医生可以根据人工智能的反馈结果和实时用户数据提供及时的医疗服务（图3.21）。这种现代模式，能够给人们带来更为精细而全面的服务。通过这种居家心电监测设备，可以随时随地自我监测心率变异性，提前预警心肌梗死等危险事件。

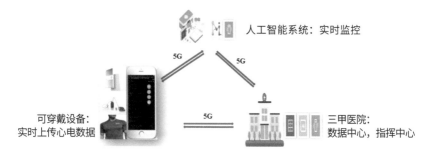

图 3.21 心梗预警
人工智能 +5G 保驾护航，提前预警心肌梗死等危险事件

第六节 心脏康复之中医篇

中医药在心脏康复领域的应用历史悠久，疗效显著。中医心脏康复不仅注重预防及防治传变，还关注各项生理指标及症状的改善，更关注患者心理状态、社会功能的恢复，彰显"中医重视生病的人"这一整体观念特点。中医具有很多独特、有效、便于操作的治疗方法，如中药、针灸、食疗、导引及情志疗法等，在正规中医师的指导下选用这些方法，可以提高疗效，帮助患者早日康复。

1. 中药疗法

在中医理论中，心脏康复阶段以虚证或虚实夹杂证常见，需要遵循中医辨证论治原则辨证选方用药。

心痛胸闷，心慌，心烦失眠，头晕目眩，耳鸣，五心烦热，盗汗，舌红少苔，脉细数，属心肾阴虚，可选用左归饮加味滋阴补肾（熟地黄、山萸肉、枸杞子、山药、茯苓、甘草），中成药可选左归丸。

胸闷隐痛，时发时止，心慌气短，乏力懒言，易出汗，头晕目眩，舌有齿痕，脉细无力，属气阴两虚，可选用生脉散（人参、麦冬、五味子）合人参养荣汤（人参、当归、白芍、熟地黄、肉桂、黄芪、白术、茯苓、五味子、远志、陈皮、甘草）加减益气养阴，中成药可选择生脉口服液。

还有的患者甚至会出现怕冷乏力、遇冷则发等阳虚血瘀的表现，尤其是一些康复阶段的心脏重症患者或各类心脏手术后的患者，这样的情况更为常见，此时可选用颜氏温阳活血方（附子、生蒲黄、枳壳、桔梗、当归、赤芍、白芍、炙甘草）达到温阳活血，助力心脏康复的目的。

此外，心肌梗死患者伴有高血压、血脂异常等疾病时可使用松龄血脉康胶囊、血脂康胶囊、芪参益气滴丸等中成药。在并发症防治方面，使用芪苈强心胶囊、芪参益气滴丸、稳心颗粒等药都有较好的效果。

2. 针灸疗法

针灸也可用作心脏康复治疗，在较短时间内起作用，日益受到重视。如针刺患者内关、神门等穴位可促进血液疏通，减少瘀血，使心脏功能恢复；针刺患者合谷、内关、三阴交等可促进心功能改善，并缓解临床症状（图 3.22）。

3. 食物疗法

食疗是中医心脏康复中的一个重要组成部分，通过调整饮食能更好地促进疾病的康复。

（1）药膳：①冠心病、高血脂、高血压伴气虚者：海参 15 克（涨发），大枣 5

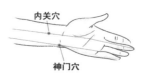

内关穴：手腕横纹向上，三指宽处

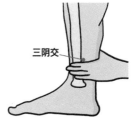

三阴交：在小腿内侧，脚踝骨的最高点往上三寸处（自己的手横着放，约四根手指横着的宽度）

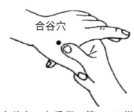

合谷穴：在手背，第 1、2 掌骨间，当第二掌骨桡侧的中点处

图 3.22 内关穴、三阴交和合谷穴位置

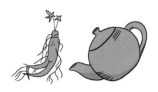

图 3.23 药茶调理

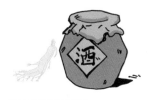

图 3.24 药酒调理

枚，冰糖 10 克，共炖熟服，每日 1 剂；②冠心病、高血脂属痰湿者：山楂 50 克，荷叶 50 克，薏苡仁 50 克，粳米 50 克，葱白 20 克，煮粥服食；③冠心病属脾虚者：白扁豆 50 克，山楂 50 克，韭菜 50 克，加水 1000 毫升煎取 500 毫升，去渣后加红糖 25 克，每日 1 剂；④冠心病气滞阴虚胸痛者：黑木耳 6 克（泡发），瘦猪肉 50 克（切碎），佛手 50 克（切片），薏苡仁 50 克，共煮至烂，服食，每日 1 剂。

（2）药茶：①丹参茶：丹参 5 克研粗末，沸水冲泡，代茶饮，功能活血化瘀、宁心安神，用于冠心病及心烦失眠；②山楂益母茶：山楂 20 克，益母草 5 克，加水煎煮取汁，代茶饮，功能活血化瘀、消肿止痛，用于冠心病、心绞痛、高血压、水肿及小便不利（图 3.23）。

（3）药酒：古人认为酒能"通血脉，御寒气，行药势"，以药泡酒服用亦有很好的心脏康复效果，但切记每日饮酒需限量，且同样需在中医师指导下辨证选用。①瓜蒌薤白酒：瓜蒌 1 个，薤白 60 克，加米酒 300 毫升同煮；②保心活络酒：

三七 25 克，冬虫夏草 20 克，当归 20 克，西红花 15 克，橘络 15 克，人参 15 克，川芎 15 克，薤白 15 克，共研粗末，加白酒 500 毫升浸泡，无糖尿病者可加白糖 150 克（图 3.24）。

4. 导引疗法

传统中医导引法（图 3.25）在心血管康复中扮演重要角色，具有易懂易学、不拘时、不拘地、花费少、收益大的优点，例如太极拳、八段锦等诸多健身方式。太极拳作为一项经济安全的心脏康复方式，对血压、血脂及血糖有良好的调控作用。八段锦赖于气贯丹田的深长呼吸，对于减缓心率、降低心肌耗氧量、增强心脏泵血功能效果显著，有对抗动脉硬化，减少冠心病发病率的作用。易筋经对提高高血压、心脏病患者心电稳定性，预防心率变异有较好效果。

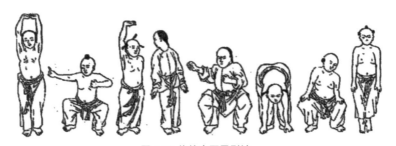

图 3.25 传统中医导引法

5. 情志疗法

情志疗法是中医心脏康复的重要组成部分。在心血管疾病患者中，焦虑、抑郁情绪多发。在注重患者心脏功能改善的同时，也应重视心理健康的恢复，通过中医"双心同治"，可以达到

"双心健康" 的目的。我们可以根据心理评估结果制订心脏病患者的心理康复方案，根据实际情况进行健康教育、心理疏导、运动训练、放松训练及音乐疗法等，必要时也可适当服用中药来改善患者情绪，帮助其调整心理状态，恢复战胜疾病的勇气和信心。

第四章

心之关爱，
护理小妙招

04

护理是医疗的重要组成部分，可改善患者的整体健康状态。学会这些护理小妙招，让您居家不担忧。

1 心梗后放了心脏支架是不是病就彻底好了呢

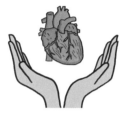

当然不是。心梗后患者再次心梗的发生率依然很高。做好心肌梗死后或心脏支架术后的长期管理非常重要（图4.1）！

图4.1 全程关爱，预防心肌梗死复发

2 "张三说他那个药吃了效果很好，我可不可以试试呢？"

每个人的疾病和身体状况不一样，不要随意服用其他人的药物。此外，随意自行调药可能会诱发疾病发作，应遵医嘱按时用药（图4.2），不擅自换药或停药。如果服药期间有不适症状请及时询问医生。平时注意监测自己的血压和心率等（图4.3），并做记录，和自己平时的数据做比较，如有异常及时询问医生。

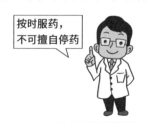

图4.2 遵医嘱服药

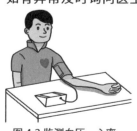

图4.3 监测血压、心率

3 **注意身体不适反应**

观察药物不良反应，如肌肉酸痛（图
4.4）、出血等，若现象无好转应及时就医。
服用他汀类药物可能引起肌肉酸痛或肝功
能损伤，服用抗血小板药物容易出现出血，
应注意观察和定期随访（图 4.5）。

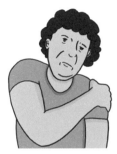

图 4.4 肌肉酸痛

服用抗血小板药物可能出现身体部位出血。如果出血量不
大，对身体健康没有影响，或者可自行缓解，不需要停药或减量。
如果出血量较大（或自己无法判断出血量），建议及时到医院，
遵医嘱调节用药。

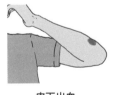

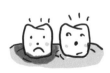

皮下出血　　　　　鼻出血　　　　　牙龈出血

图 4.5 服用抗血小板药物易出血部位

第一节 住院护理，让治疗功效加成

患者住院期间需要遵照医嘱按时服用药物，定时休息，配合治疗。急性心梗患者入院后会立即行冠脉造影手术，以开通血管，手术通常经桡动脉入路。临床研究显示，经桡动脉穿刺较股动脉创伤小、恢复快，患者无需长期卧床，术后并发症少。但术后患者需较长时间使用加压阀压迫桡动脉穿刺口，以达到压迫止血的作用（图4.6），可能会导致术侧肢体局部肿胀、麻木、疼痛、出血、血肿、血液循环障碍等。患者可以通过活动手指、做手指操缓解疼痛和肿胀。另外，患者需要多喝水，至少饮用1000毫升的水，以促进体内造影剂的排出，预防造影剂的过敏等。

第二节 居家自我监测，作用不容小觑

1. 如何正确测血压

测量血压有四定（图4.7）。

（1）一定体位。可以取卧位血压，也可以取坐位血压，但是对于同一个人，尽量固定体位，这样血压才具有可比性，并且在测量血压的时候要使上肢、心脏以及血压计处于同一水平。

（2）二定时间。人的血压不是固定数值，随时都有变动，要把测量血压的时间大致固定，这样有利于每日之间血压的对比。一般情况下，人的血压是白天高、夜间低，因此建议在白天固定时间测量血压。

（3）三定部位。双上肢的血压是有差距的，有的人表现为右上肢血压高，而有的人表现为左上肢血压高。在测量时，要以较高一侧的血压为准。

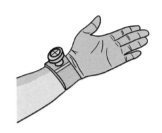

图 4.6 桡动脉压迫器：压迫止血

（4）四定血压计。使用同一个血压计测出来的血压结果，可去除仪器带来的误差。

测量血压前需要平静 30 分钟后再测量，此时结果较为准确。尽量选择平时测量血压一侧的肢体，尽量穿较薄的衣服测量，袖带松紧以可伸入两指为宜。正常血压值以下压不超过 90mmHg，上压不超过 140mmHg 为宜。

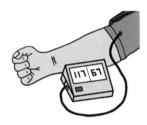

图 4.7 便携血压测量机，正确测量血压"四定"

2. 如何正确测心率

（1）测量部位

凡身体浅表靠近骨骼的动脉，均可用于测量心率，常用的是桡动脉（图 4.8）。

（2）测量方法

通常采用触诊法，以桡动脉为例。

①诊脉前，患者应平复情绪，测量前 30 分钟无过度活动，无紧张、恐惧等。

②取坐位或卧位，手臂舒适，手腕伸展。

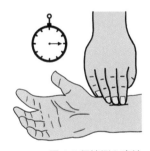

图 4.8 便捷测心率法

③将食指、中指、无名指并拢，指端轻按于桡动脉处，按压的力量大小以能清楚触到搏动为宜。

④正常脉搏计数半分钟，并将所测得数值乘以2，即为脉率。如脉搏异常，应测1分钟。若脉搏细弱而触不清时，应用听诊器听心率1分钟。

正常静息状态下的脉搏数为60～100次/分。

（3）注意事项

①诊脉前，患者有剧烈活动或情绪激动时，应休息20～30分钟后再测。

②不可用拇指诊脉，以防拇指小动脉搏动与患者本身的脉搏相混淆。

③为偏瘫患者测脉搏时，应选择健侧肢体。

第三节 特殊人群居家护理要点

1. 合并糖尿病

患者在家需要做好血糖的监测，正常餐前血糖应控制在3.9～6.1mmol/L。

糖尿病患者运动应注意：

（1）在医生指导下制订有效的运动计划。

（2）准备宽松的运动服和柔软的袜子，以保护足部。

（3）随身携带糖、巧克力和水。

（4）运动前最好进行一次血糖监测。

2. 合并高血压

患者需要学会正确监测血压。对于一般人群，降压目标为 140/90mmHg 以下；对于老年人，特别是 80 岁以上的老年人，降压目标可以放宽至 150/90mmHg 以下。

高血压患者运动应注意：

（1）避免长时间静止站立。

（2）避免过度低头、用力，不要屏气。

（3）不要进行强度太大和快速、激烈的运动。

（4）要循序渐进，锻炼前做好热身活动，锻炼结束时要缓慢停下。

（5）如果运动后有头晕、胸闷、气短、不想吃东西、睡眠不好、疲乏等现象，要注意调整强度。

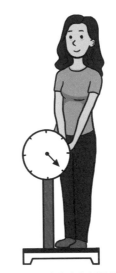

图 4.9 心衰患者定期测量体重

3. 合并心衰

合并心衰的患者需要居家监测自身的体重。

（1）每天或隔天称量一次体重（图4.9）。

（2）及时识别体重异常：三天内体重增加 2 千克及以上视为异常。体重异常时及时就医，遵医嘱调整利尿剂用量、减少水钠摄入。

（3）记录每日的出入量（也就是每天的饮水量和排尿量），保持出入量平衡。

第四节 护理门诊咨询

上海市第十人民医院设有较多护理专业门诊，若患者有需要，可前往医院就诊（表 4.1）。

表 4.1 上海市第十人民医院护理门诊时间

护理项目	时间
伤口护理	周一至周五全天
造口护理	周一、周二、周四上午
母婴护理	周一至周五全天
血管护理	周一至周五全天
腹透护理	周一至周四上午
血透护理	周一至周五全天

第五节 中医护理观

心梗后的患者首先需要做到饮食有节、起居有常，提高自我护理和自我管理能力。其次，家人、社区或医院的中医专业康复护理，也具有举足轻重的作用。

中医外治法对于局部疼痛时作时止的患者非常有用，居家患者可以学习几个常见穴位的按摩保健，一般选取内关、足三里、三阴交适当按压，每个穴位按压 3～5 分钟，每天根据耐受性调整力度。还可以进行耳穴贴压（图 4.10），将未经炮制的中药王不留行彻底清洗消毒后，粘于 0.5 cm×0.5 cm 的胶布上，选取耳穴神门、心、枕、皮质下以及交感等为主穴，再根据具体情况选取不同的配穴，将沾有王不留行的胶布粘于双耳主配穴上，每次按揉至少 1～2 分钟，每天 3～5 次，以局部有酸、麻、胀、痛和灼热感为按摩标准，每 7～72 小时更换一次胶布，同时观察局部皮肤变化。

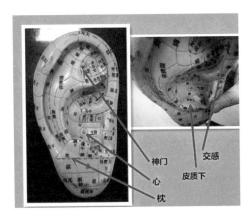

图 4.10 耳穴图

　　中（成）药煎服注意事项：中药应该浓煎，先后煎煮药液两次并混合，随后分两次服用，早晚各一次，饭后半小时以上温服（图 4.11）。速效救心丸、麝香保心丸及复方丹参滴丸等须密闭保存，置于阴凉干燥处，舌下含服或口服（参照说明书）。三七粉用少量温水调服，或装胶囊服用。

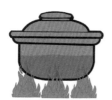

药液煮沸前
用急火（大火）

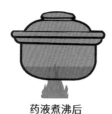

药液煮沸后
用文火（小火）

图 4.11 中药煎煮方法

活血化瘀类中成药宜饭后服用，如冠心丹参胶囊、通心络胶囊、血栓通胶囊、银杏叶片、血府逐瘀口服液等。宁心安神类药睡前半小时服用，如枣仁宁心胶囊、琥珀粉等。补益类药饭前服用，如滋心阴口服液、补心气口服液等。冠心病二级预防药物应按时按量服用，不可随便停药或换药，停药或换药必须在专科医生的指导下执行。

第五章

倾听"心"声，健康生活健康"心"

05

知识点
速览

　　心血管疾病的发生不是一朝一夕的，许多心血管疾病可能在年轻时就埋下了伏笔，但并一定表现出症状，而且很多心血管疾病都是阵发性发作，不发作的时候没有任何感觉，第一次发作就是急重症。因此，心血管疾病可能和生活中的点滴日常息息相关，我们可以通过纠正不良的生活习惯预防心血管疾病。

　　1 **什么是健康的生活（健康的生活习惯）**

　　"睡眠、饮食、心情、运动"是健康生活的四大要素。俗话说"吃好、睡好、心情好"，如何做好这三点有着很大的学问，如何健康科学地运动也没那么容易。只有好好学习这些知识才能全生命周期守护心脏健康（图5.1）。

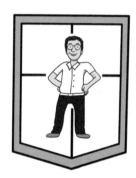

图 5.1 全生命周期守护心脏

　　2 **已经患有"三高"的人群如何预防心血管疾病的发展**

　　"高血压、高血脂、高血糖"这类"三高"人群发生心血管疾病的概率大大增加，要特别注意把血脂、血糖、血压控制在正常范围内。对于"三高"的控制除了借助药物外，还需要养成健康的生活习惯。

3 **发生心肌梗死后需要终身治疗吗**

发生心肌梗死后需要终身服药，并且
定期随访。心肌梗死出院后 1 个月、3 个
月、6 个月、12 个月要到医院进行随访，
1 年以后每半年到 1 年随访 1 次。根据随
访结果调整治疗处方（图 5.2）。

图 5.2 心肌梗死终身治疗

4 **上医治未病，大医精诚**

中医传统养生可控制心血管疾病危险因素，包括中医传统
疗法及传统功夫。针灸可以用于多种疾病的预防和治疗，提高
身体抗病能力。传统功夫如八段锦等可以防治、缓解血气瘀滞，
改善身体血液循环，对高血压、高血脂、动脉粥样硬化等都有
一定的功效（图 5.3）。

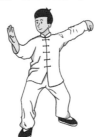
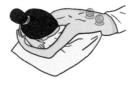

图 5.3 中医传统养生法

中医心病咨询及互联网就诊二维码
——韩天雄教授团队互联网门诊

第一节 心血管疾病危险分类列表

本书第一章给大家介绍了心血管疾病的危险因素，包括：高龄、早发冠心病家族史、吸烟、高血压、高血脂、高血糖、肥胖及缺乏运动等。本节的内容可帮助各位读者对号入座，看看是否有冠心病的发病风险。

根据 10 年内发生冠心病的概率，可以分为低危人群、中危人群和高危人群（表 5.1）。

表 5.1 冠心病危险人群

低危人群
有 0～1 种危险因素者； 10 年内发生冠心病事件（心肌梗死或冠心病死亡）的概率小于 10%
中危人群 有 2 种及以上危险因素者； 10 年内发生冠心病事件（心肌梗死或冠心病死亡）的概率为 10%～20%
高危人群 有冠心病的患者，以及具有冠心病高危症的人群，包括症状性颈动脉疾病、外周血管疾病、腹主动脉瘤、糖尿病； 10 年内发生冠心病事件（心肌梗死或冠心病死亡）的危险大于 20%，应积极治疗

如果你是低危和中危人群，应积极筛查和控制危险因素，本章内容可以帮你在生活中控制危险因素；如果你是高危人群，请及时到医院心内科进行正规治疗！

第二节 民以食为天，健康饮食才是享受

1. 中国居民膳食宝塔

根据中国居民平衡膳食宝塔（2022）建议，平均每天应摄入

12 种以上食物，每周 25 种以上（图 5.4）。其中谷薯类食物居最底层，每人每天应吃谷类食物 200 ～ 300 克，全谷物（包括杂豆）50 ～ 150 克，薯类 50 ～ 100 克，还需少量多次饮用 1500 ～ 1700 毫升白开水（不喝或少喝含糖饮料）；蔬菜水果类居第二层，每天分别应吃蔬菜 300 ～ 500 克（其中深色蔬菜应占 1/2）、水果 200 ～ 350 克（不能用果汁代替）；肉类、水产品及蛋类居第三层，每天共应吃 120 ～ 200 克，每周最好吃水产品 2 次或 300 ～ 500g，蛋类 300 ～ 350g，畜禽肉 300 ～ 500g；奶及奶制品、大豆及坚果居第四层，每天分别应吃奶及奶制品 300 ～ 500 克，大豆及坚果 25 ～ 35 克；塔顶为盐和油，盐每天应小于 5 克，油的摄入每天控制在 25 ～ 30 克。此外，还需控制添加糖的摄入量，每天不超过 50g，最好控制在 25g 以下；反式脂肪酸每天摄入量不超过 2g；成年人如饮酒，一天饮用的酒精量不超过 15g。

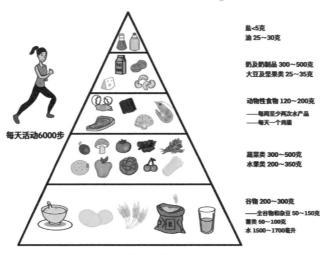

图 5.4 膳食宝塔

膳食宝塔提供的是对各种食物摄入量平均值与比例的建议，无需每天严格按照宝塔推荐量安排饮食，在参考膳食宝塔的同时可结合自己的性别、劳动强度、饮食习惯和季节等因素做灵活调整。此外，也可以在同类食物中互换，搭配多种多样的膳食，变换烹调方法，合理安排三餐食量与种类，将营养与美味结合起来。

2. 心梗患者的膳食指南

对于心梗患者，为防治血管受损，避免心血管问题的发生发展，需从生活细节入手，日常生活中的饮食调理具有重要意义。不良饮食习惯往往会给血管健康造成极大的负担，对身体健康甚至生命都可能造成威胁。存在心血管问题或风险的人群在结合中国居民膳食宝塔的同时，还需额外注意促进心血管健康的饮食，主要包括以下几点：

（1）饮食应平衡、清淡且富有营养，以保护和维持心脏功能。应避免过量和刺激性食物，不饮浓茶、咖啡。避免进食大量脂肪，因为有可能因餐后血脂增高、血液黏度增加，导致血流缓慢、血小板聚集而形成血栓。

（2）食物细软、少食多餐。由于心肌梗死患者的泵血功能低下，导致胃肠黏膜功能减弱、瘀血，消化功能不良、食欲不振、消化液分泌减少。所以，平时要吃易消化、半流质的软食；同时，建议每日进餐 4 ～ 5 次，每次进食量不宜过多，否则会由于腹部胀满，腹腔器官血流相对增加，反射性地使冠状动脉血流减少，易诱发心律紊乱、心肌梗塞的程度加重、心力衰竭、心绞痛，严重时还会引起猝死。

（3）补充微量元素和维生素 C（图 5.5）。微量元素中的镁、碘对降低血清胆固醇有重要作用，可减少动脉粥样硬化病变的形成、钙盐和胆固醇在血管壁的沉积。维生素 C 具有防止出血、促进创面愈合、增强血管弹性的作用。维生素 C 含量丰富的食物主要是水果和蔬菜，尤其是草莓、西红柿、新鲜大枣、猕猴桃等。海产食物中的海带、紫菜、海蜇、鱼、虾等含碘量较高，心肌梗死患者在日常饮食中可经常交替食用。镁在绿叶蔬菜中含量较多。

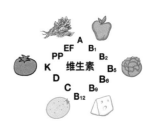

图 5.5 补充微量元素和维生素 C

（4）增加 α- 亚麻酸的摄入。它是人体必需脂肪酸，主要生理功能有调血脂、消斑块、溶血栓，能够有效预防多余脂肪在体内的堆积以及血管中粥样斑块及血栓形成，同时能软化血管，预防心梗的再次发作。富含 α- 亚麻酸的食物有核桃、深海鱼、亚麻籽油等。

（5）保证丰富的膳食纤维摄入。尤其是水果中的可溶性膳食纤维可以防止便秘，使大便通畅。

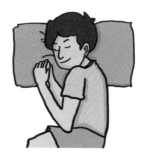

图 5.6 良好的睡眠是健康的基本保障

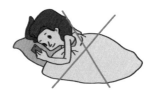

图 5.7 睡前尽量减少使用电子产品

第三节 心理健康，高枕无忧

1. 睡眠与我们的健康密切相关

人的一生有三分之一的时间用于睡眠，睡眠与我们的健康密切相关，良好的睡眠是健康的基本保障（图 5.6）。然而，随着社会发展快节奏化、娱乐消遣方式日渐丰富、生活压力不断增加以及电子产品日新月异，我们的睡眠结构与质量受到了极大挑战。睡眠不足、睡眠质量差、睡眠节律紊乱等逐渐成为很多人的困扰，对一些人来说，睡一次好觉变得越来越难。持续的睡眠问题反过来也会对正常生活造成影响，出现易烦躁、焦虑、学习工作效率下降等，进而影响生活质量。

2. 睡眠障碍会产生很多负面影响

睡眠障碍会对免疫系统产生负面影响，增加患心脑血管疾病、肿瘤、糖尿病等的风险。众多研究结果也表明，睡眠紊乱会增加精神障碍的患病风险，持续性睡眠障碍也会影响精神障碍的预后。此外，一些精神障碍也同样会引起睡眠问题。比如，抑郁症、焦虑症患者较常出现入睡困难、早醒、眠浅、夜间易醒、多梦等症状，导致作息紊乱、白天精力不足、易疲劳、注意力不集中等问题。这些问题也会影响患者社会功能与疾病的恢复。

3. 昼夜节律与情绪和睡眠相关

昼夜节律也与情绪相关联。日照的长短会影响昼夜节律，从而导致情绪变化，如冬季时间长、日照时间较短地区的人群易患季节性抑郁。因此，我们也可以通过改善昼夜节律来调节情绪与睡眠问题。褪黑素是具有引导入睡功能的一种激素，褪黑素水平直接关系到我们的睡眠质量，体内褪黑素浓度越高，睡意越浓。而光照对人体分泌褪黑素有直接影响，在光照刺激减弱时，体内合成分泌褪黑素的水平增加，反之则分泌减少。电子设备屏幕发出的光线主要为蓝光，会直接影响褪黑素的释放，进而影响身体对昼夜节律的感知。

4. 如何保持规律作息

要建立健康的昼夜节律，确保良好的睡眠质量，需保持稳定规律的作息。首先，白天要多接触室外的自然光，以减少褪黑素分泌，使大脑处于清醒状态；其次，晚间需调整不良睡前活动，睡前 2 小时内不宜有强度较大的运动，入睡前减少使用电子产品的时间（图 5.7），避免过多蓝光照射，促进褪黑素正常分泌，从而引导入睡；最后，可以尽量营造舒适的睡眠环境与氛围，比如选择柔和的灯光、保持适合睡眠的温度（23℃～25℃）以及选择软硬合适的床品，睡前也可进行适当放松活动，如听轻音乐、拉伸身体、冥想等。

5. 睡眠时间多久是正常的

一般睡眠时长只要达到适合自己正常生活工作的程度即可，不用刻意追求几小时。睡眠状况偶有波动是正常的，保持良好心态对待，对偶尔的睡眠不佳不用过于忧虑。在建立健康睡眠习惯的同时，也要关注可能引起睡眠问题的相关因素，比如学习正确应对压力、合理管理情绪等，必要时应及时就诊寻求帮助。

睡眠与心理彼此相互作用，改善睡眠质量对促进身心健康具有重要意义，同样，保持心理健康也会促进良好睡眠。

6. 睡眠、心理与心脏

心脏与心理可相互联动，大脑—心脏—身体彼此关联。心身疾病是指有明显的躯体症状，发病原因以心理社会因素为主的疾病。在心血管疾病中，高血压、心肌梗死都是常见的心身疾病。此外，心血管疾病发病时会出现剧烈疼痛等不良事件，加上长期的心脏负担和治疗，可能对患者的正常生活和工作产生明显影响，甚至导致一定的负面情绪，进而影响身心状况。

心血管疾病与睡眠、心理间的关系较复杂。心血管疾病可导致患者产生不同程度的情绪和睡眠问题，而情绪及睡眠问题会加重患者的疾病负担，影响生活质量、治疗效果，促使心血管问题的发生、发展及持续。对于心血管疾病患者和高风险人群，临床医生往往在评估是否有高血压、高血脂等的同时还要评估心理与精神健康状况，这对心血管疾病的防控来说十分关键。

悲伤、愤怒等激动情绪都与心肌梗死相关，持续的抑郁、焦虑会促使心血管疾病的发生发展，对冠心病的预后产生负面影响，严重精神疾病患者患冠心病的风险明显增加。近年来，许多研究结果也证实焦虑状态与心脏疾病密切相关，多种心血管疾病都易伴发焦虑。

7. 如何解决睡眠与心理问题

情绪问题也会诱发各种躯体不适。例如，惊恐发作、急性焦虑发作和持续焦虑患者经常出现心跳加快、血压升高、心悸、呼吸急促、胸痛胸闷等躯体症状，与一些心血管疾病的症状十分相似，且躯体体验很真实。这些症状首次出现甚至反复出现的情况下，患者往往难以区分究竟是"心脏病发作"还是短暂的情绪问题所致的躯体症状，因而易造成恐慌、失措，部分焦虑患者首次就诊都会选择心血管科而非精神心理科。相似的，心血管科门诊常常会遇到患者主诉睡眠不佳、烦躁不安、兴趣缺乏、原因不明的明显躯体不适，反复寻求心血管方面的治疗。这些患者可能单纯认为这些症状只与心血管问题相关，而忽略了潜在的心理问题，并且可能对心血管科医生提出的精神科转诊或会诊表示不能理解甚至抗拒。

为了获得更好的治疗效果，门诊就诊时在有相关检查结果的支持下，临床医生会鉴别躯体症状是否因躯体疾病引起，或仅是心理问题导致，又或者共病可能。患者应遵循医嘱，科学客观地理解、对待与接受诊断结果和治疗方案。

总而言之，对于心血管疾病的治疗与防控，在接受生物学建议的同时，还需要重视精神心理因素，关注睡眠与心理健康，在生活中学会自我放松与减压，减少不良情绪的发生发展，保持良好规律睡眠与积极情绪，促进身心健康，以使治疗有效性、生活质量及临床预后得到进一步提高。

第四节 生命在于运动

1. 日常活动

日常活动，就是你每天都会重复做的事情，包括但不限于吃饭、穿衣、洗澡、上厕所、走路、做家务等行为。

心梗患者出院前，医生会嘱咐其出院后保持运动，多锻炼。很多患者就会反映："我每天都锻炼的。""怎么锻炼的？""每天走1万步、每天做家务、每天带小孩……"请注意，以上这些都不是运动，而是你的日常活动，并不能有效地帮助你提升心肺功能。

2. 规律运动

那什么样的运动能提高心肺功能呢？

首先，它需要有一定强度，让你运动完之后有略微气喘、心跳加快、周身微热、面色微红、稍稍出汗的感觉。只有达到一定强度的运动刺激，才能让心脏感受到压力，鞭策你的心脏不要偷懒，努力干活，当然，也没必要搞得气喘吁吁、满头大汗的。其次，这项运动要持续一段时间，以30～60分钟为宜，如果时间太短，心脏还没有适应新的工作强度，就又回去偷懒了。如果时间太长，运动效果随时间提升不大，反而可能过度劳累。最后，这项运动必须是规律性的，需要你坚持每天进行，在前一天的基础上不断巩固锻炼，而不是哪天想到了才运动一下。

3. 具体该做什么运动呢

运动的形式是多种多样的，这里主要讲述有氧运动与抗阻运动两类。简单来说，有氧运动就是指时间长、有规律，且动用了全身大多数肌肉、强度中等或中上的运动，包括快走、慢跑、游泳、骑自行车、登山、太极拳、瑜伽等。而抗阻运动主要包括举哑铃、弹力带操、俯卧撑、深蹲等。注意，我们不需要像健身房里的人那样"撸铁"，我们需要做的是以提高耐力为主的运动，而不是提高力量，因此，心脏病患者的抗阻运动应遵循"中低强度、多重复次数、动作缓慢、充分伸展"的原则进行。至于运动的具体形式和强度，根据每个人的身体水平和兴趣爱好自行选择就好（图 5.8～图 5.14）。

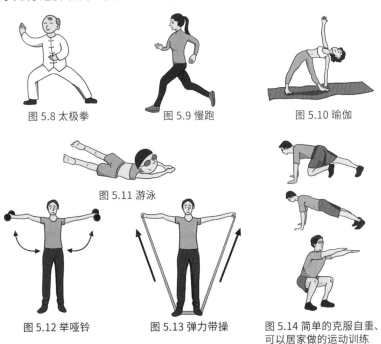

图 5.8 太极拳　　　　　图 5.9 慢跑　　　　　图 5.10 瑜伽

图 5.11 游泳

图 5.12 举哑铃　　　　图 5.13 弹力带操　　　图 5.14 简单的克服自重、
　　　　　　　　　　　　　　　　　　　　　　　可以居家做的运动训练

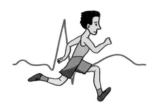

图 5.15 运动中应时刻关注自己的心率和心律

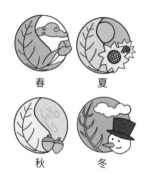

春　　夏

秋　　冬

图 5.16 顺应四时、调摄心神、节制饮食、适度劳作以预防疾病

当选好了运动形式之后，也不要急匆匆地开始，须注意以下几点：

（1）运动不能突然开始，突然停止。运动前需要做好充分的热身，比如伸展肢体、原地小步跑等；运动结束之后，也需要整理运动，比如慢跑结束时缓缓降速、原地踏步、拉伸等。这是为了避免心血管因为突然的负荷或负荷突然消失而受到损伤。

（2）运动前后都需要测量一次心电图、血压。尤其是高血压患者，如果运动前血压过高，应等血压控制好后再运动。如果条件允许，可以全程监控心电图和血压，建议运动过程中将心率维持在比静息心率高 20～30 次 / 分钟的水平（图 5.15）。根据有氧运动评估结果制订运动处方。

（3）运动过程中如果出现不适，如胸闷胸痛、头晕、呼吸困难等，请不要紧张，缓慢停止运动，服用相应药物，坐下或躺下休息，如果症状未缓解，请及时就医。

（4）运动过程中如自感气喘吁吁、疲劳、大量出汗，或者运动后第二天感觉疲乏、浑身酸痛，均提示运动强度过大，休息好后下次运动应降低强度。

（5）运动过程中，包括日常生活中，请切记不要憋气！尤其是发力的时候，一定要保持呼吸畅通，憋气会导致血压升高、心脏负荷加重，诱发心脑血管疾病。

4. 运动改善线粒体功能延缓衰老

我们经常听说"生命在于运动"，是因为运动可以通过增强线粒体的功能来延缓衰老。有科学研究发现，体育活动有助于增加线粒体的生物合成并改善线粒体的功能，从而增加人体能量。运动还可以减少氧化应激反应和氧化损伤，预防与年龄相关的代谢紊乱疾病并延长人体寿命。

第五节 中医治未病之道

"治未病"指未病先防、既病防变，简单地说，就是没发病时防发病，发病了要防加重。最早见于《素问·四气调神大论》："是故圣人不治已病，治未病，不治已乱，治未乱，此之谓也。夫病已成而后药之，乱已成而后治之，譬犹渴而穿井，斗而铸锥，不亦晚乎？"，说的是渴了才凿井打水，打仗了才铸兵器，已经太晚了，而是应该顺应四时、调摄心神、节制饮食、适度劳作以预防疾病（图5.16）。

1. 顺应四时

春天是万物复苏的季节，阳长阴消之始。但春季处于季节交替之际，气温多变会使血压产生波动，冷热交替容易使心血管系统发生意外。尤其是对于一些年老体弱之人，不可放松警惕，骤然减少衣物，以免遭受风邪侵袭，引发心血管疾病。所以，春天要捂一捂，不要太早太快减衣服。

夏季阳气旺盛，万物繁茂。但夏天气压和温度升高，阳气亢盛煎熬阴液使血液黏稠，易使气血瘀滞、血脉痹阻，引发心血管疾病。同时夏季酷热容易让人急躁易怒，对于易怒之人更会出现气上冲心，大大增加心血管疾病的发生率。因此，在夏季要注意防暑和补充水分，保持情绪稳定。

秋季肃杀，万物凋零，阴长阳消，容易使人心情抑郁不舒。且秋天气候干燥，日夜温差大，容易受凉，引起血管收缩痉挛，诱发心血管疾病。初秋之季可以"冻一冻"，让身体循序渐进入秋冬，但中晚秋不可随意增减衣物，需要注意保暖防护。对于进补不可过度，避免过多摄入肥甘厚腻的食物，使血压、血脂升高，增加心血管疾病风险。

冬季天寒地冻，万物封藏，阴盛阳衰，要注意御寒保暖，避免受冻后血管剧烈收缩，使寒凝筋脉，产生血栓，从而引发心血管疾病。对于年老体弱之人，要多监测自身血压、血脂，一旦有不适要及时就诊。冬季北方有暖气供应，室内衣着较少，外出时要注意防寒，不可有汗出门，以免寒邪直中，突发心血管意外。

2. 调摄心神

情志刺激为心血管疾病致病和发展的重要因素。《素问·灵兰秘典论》云："心者，君主之官也，神明出焉"，指出心具有主神志的功能。七情是指"怒、喜、忧、思、悲、恐、惊"七种情感，任一情志太过，都会影响身体健康，应避免出现"大怒、大喜、大悲"等情志剧烈变化，因而需要"养心"，保持心性纯静，心静则神定。调摄心神在调理阴阳、通畅气血等方面有着积极作用，良好的心态和健康的心理对预防心血管疾病的发生和发展有着重要的帮助，即中医所谓"得神者昌，失神者亡"。

3. 节制饮食

健康的饮食能降低心血管疾病发病风险。应以清淡饮食为主，减少高胆固醇类和动物脂肪含量过高食物的摄入，如肥肉、动物内脏、贝壳、油炸食品等，少食甜腻及辛辣之品，对调节血压和血脂有一定的作用。

为预防心血管疾病发生，日常饮食宜少食多餐、低盐、低糖、低脂、高蛋白和高维生素，适量食用牛奶、芹菜、豆类、茄子、牛肉、木耳、蜂蜜等。体弱体虚之人推荐食用生姜、韭菜、牛肉、鸽子、桂圆等性温食物。女性月经夹杂血块、痛经之人可食用黑豆、红枣、油菜、山楂等。多痰体胖之人可多食用白萝卜、冬瓜、薏苡仁等健脾祛湿的食物。体瘦阴虚之人平时可食用百合、银耳、梨、白萝卜等养阴润肺之物。《素问·藏气法时论》指出"五谷为养，五果为助，五畜为益，五菜为充。气味合而服之，以补精益气"，即一日三餐合理搭配，不偏不嗜，可以达到气血阴阳平衡（图5.17）。

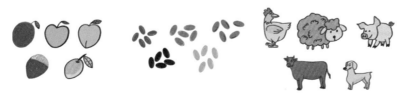

图 5.17 五谷为养，五果为助，五畜为益，五菜为充

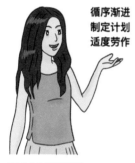

图 5.18 适度劳作

4. 适度劳作

适度的身体活动可以增强心肺耐力，提高体能，有效预防心血管疾病的发生（图5.18）。运动可以提高心脏的每搏输出量，可以降低外周血管阻力及血压。运动需要合理制订计划，张驰有度，注意循序渐进。同时，对于平素体弱的中老年群体，在运动中要预防心血管疾病的发生风险，尽量不要进行中高强度的活动。

中医在传统运动方面提倡动静结合，调畅气血，固本培元。太极拳、八段锦等均属我国传统养生功法，其动作轻柔节奏舒缓，简便易学，集锻炼、修身、养性于一体，以吐纳导引结合中医气血经络，达到舒筋通络，气血通畅的效果。现代研究表明，八段锦在降压减脂、增加心脏供养和改善血管功能方面有着不错的效果。

心血管疾病一般起病隐匿、进展缓慢，容易被人忽视，一旦发病，对症治疗也难根治，因此，更需加强预防。随着社会的发展，人们对于心血管疾病的危害和健康问题日益关注。中医"治未病"重点强调了各类疾病的预防和养生保健，与这一诉求不谋而合。国务院也在《中医药发展战略规划纲要（2016—2030年）》中指出，对疾病要早发现、早预防、早诊断、早治疗。中医"治未病"理念是医学所追求和提倡的目标，通过对阴阳四时、心神情志、饮食作息、健身运动等不同角度的调理，达到保持健康、远离疾病的目的。

"猝可防"的心梗

[1] 中国心血管健康与疾病报告编写组.中国心血管健康与疾病报告 [J].中国循环杂志,2021,36(6): 521-545.

[2] 中国胸痛中心联盟,中国心血管健康联盟,苏州工业园区心血管健康研究院.中国胸痛中心常态化质控方案 [J].中国急救复苏与灾害医学杂志,2020,15(6):637-638.

[3] 彭倬,杨丽霞.胸痛中心建设对急性 ST 段抬高型心肌梗死患者救治效果的分析 [J].国际心血管病杂志,2021,48(3):141-144.

[4] 霍勇.胸痛中心在中国的探索与实践 [J].中国介入心脏病学杂志,2021,29(2):63-67.

[5] 刘伟静,沈建颖,朱梦云,等.体外心脏震波系统在缺血性心脏病中的应用 [J].中国心血管杂志,2018,23(3): 200-203.

[6] 范希旻,刘伟静.动态单光子发射计算机断层成像术在心血管疾病中的应用 [J].中国介入心脏病学杂志,2019,27(7) :396-399.

[7] 张瑞丹,陈自然,邓琼,等.基于自我调节理论的护理对糖尿病合并高血压患者依从性的影响 [J].护理实践与研究,2017(19):3-5.

[8] 刘善敏,赵秀民,毛洪艳.自我效能管理在老年糖尿病合并冠心病患者中的应用 [J].齐鲁护理杂志,2019,25(6):71-73.

[9] 张晓雨,钟长鸣,关曼柯,等.心肌梗死中医防治临床研究证据图 [J].世界中医药,2019,14(10):2537-2544, 2551.

[10] 《中成药治疗优势病种临床应用指南》标准化项目组.中成药治疗冠心病临床应用指南 (2020 年)[J].中国中西医结合杂志,2021,41(4):391-417.